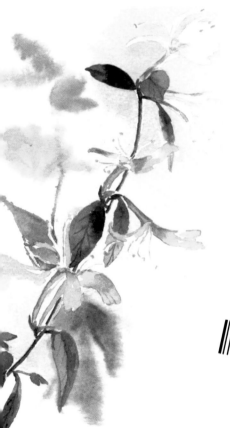

遇见最美的本草

一位临床医生的中药札记

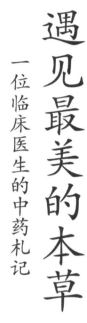

楚林／著

U0308506

中国中医药出版社

· 北京 ·

图书在版编目（CIP）数据

遇见最美的本草：一位临床医生的中药札记/楚林著.—北京：中国中医药出版社，2016.3（2022.10 重印）

ISBN 978-7-5132-3077-3

Ⅰ.①遇… Ⅱ.①楚… Ⅲ.①中药学—普及读物 Ⅳ.① R28-49

中国版本图书馆 CIP 数据核字（2016）第 006415 号

中国中医药出版社出版

北京经济技术开发区科创十三街 31 号院二区 8 号楼
邮政编码 100176
传真 010-64405721
山东临沂新华印刷物流集团有限责任公司印刷
各地新华书店经销

开本 880×1230 1/32 印张 8.625 字数 170 千字
2016 年 3 月第 1 版 2022 年 10 月第 8 次印刷
书号 ISBN 978-7-5132-3077-3

定价 42.00 元
网址 www.cptcm.com

服务热线 010-64405510
购书热线 010-89535836
维权打假 010-64405753

微信服务号 zgzyycbs
微商城网址 https://kdt.im/LIdUGr
官方微博 http://e.weibo.com/cptcm
天猫旗舰店网址 https://zgzyycbs.tmall.com

序

一枚神奇的无花果

　　大院楼下种有几株无花果。没几年，已经比一层楼还高，浓密的枝叶层层叠叠，遮掩了半边道路。每到春天，不见花开，枝丫处却有小果颖出，初时米粒大小，渐渐地，如绿豆、如黄豆、如樱桃、如葡萄……待长到杏子大小，深绿变成淡黄，便可以食用了。

　　世间的果子都是花的儿子。不见花开却见果熟的树，恐怕只有无花果了。无花果何以如此神奇？当今年的无花果又一次颖出时，楚林送来她的《遇见最美的本草》，开篇恰巧是《无花果》。

　　"如果说童年是有味道的，那我的童年就是甘甜、清香、绵软的无花果的味道。"楚林的第一句话就把我吸引住了。接下来，我不由自主地跟着她一步步向"无花果"走去……《无花果》是一个故事，一个童话，一个小秘密。《遇见最美的本草》里的五十篇文章，就是五十枚神奇的无花果。楚林说："我常常觉得，每个悬挂的小青果里，都藏着一个童话，一个故事，一个小秘密。"《遇见最美的本草》好看，好读，就因为它娓娓道来，讲述的都是一个个童话，一个个故事，一个个小秘密。

人们都知道本草可以治病，却未必知本草还可以医心。楚林在长期的医疗实践中，以医者的细心和作家的灵性，通过病情识世情，通过药理悟事理，通过药性解人性，觉出人即本草，本草即人；药理即事理，药性即人性。黄连清苦，赤芍热情，白芍含蓄，甘草中庸……每一味中草药都和人一样，有自己的鲜明个性，有自己的独特"人生"，读本草就是读人生，读懂本草，有助于读懂人生。用好本草，既可以治病，又可以医心。

楚林就像一个高明的导游，领着我们悠然漫步杏林，和我们一起领悟人生本草，本草人生。人们常说，"人非草木，孰能无情？"殊不知，草木也是有情的。楚林说："这些植物都是五谷之外的庄稼。只要有土地就会生生不息。每每念着这些植物的名字，就像在呼唤着我家乡的兄弟姐妹们。"正是基于这样一种情感，《遇见最美的本草》里的文字，都有情义，有温度，可以摸到脉搏，能够听到心跳。一味味本草，鲜活，有生命，有喜怒哀乐，承载并传递着情感。

《肉桂》里那几个到南方闯天下的小女子，如果不是有桂树、桂花和桂果的陪伴，她们也许很难度过那一个个艰难的日子；《枸杞》里大伯、大妈和小妈，因战乱而分居海峡两岸，是枸杞这种有色彩、带情意的果子，把他们的心联结起来，相互牵挂，相互温暖；《苍耳》里的四哥，也许因鼻子中滴的苍耳油太多，遂有了苍耳的秉性，他想与苍耳一样，做一个浪迹天涯的浪子……

更有意思的是《木瓜》，女儿学校的老师和校长，总是在木瓜树下数木瓜，这一数，居然能预测学校能出几个北大清华学生。草木真有如此之灵性吗？最让我感动的，还是《杜仲》。文章的主人公三表叔是个偏人，也是个怪人。责任田分到户，别人都忙着在地里种庄稼，他却执意要种生长期很长、当时并不值钱的杜仲。他不管不顾，直至为杜仲树付出自己的生命。一个人为什么偏到如此？痴到如此？

楚林曾说："一个古朴简约的陶罐要盛入本草，也要盛入风霜、雨雪、阳光、月色、忧伤和深情。这样煎熬出来的药性才更深刻，有隐约经年的暗香。"其实，楚林的文章也是如此。

就让我们顺手来摘两段吧："在百合花开的日子，天似乎特别蓝，水也特别清，院子里很安静，空气中弥漫一种清新而明净的气息。我最大的乐趣就是天天去和百合比高矮，然后屏住呼吸数花朵。有时候忍不住偷偷地去摸一摸花瓣，竟是那样的细腻柔软，凉凉的，滑滑的，仿佛摸在一片月光上。父亲和母亲看着也不发脾气，变得温柔又亲切"（《百合花》）。一幅多么美好和谐的农家小景！听觉、视觉、触觉，还有感觉一起告诉我们，因为有了百合花，孩子和大人的心，都变得明净了，柔软了，快乐了。

"会爬的金银花，最不老实，本来住在阳台上，爬着爬着就偷偷溜到了卧室的窗台上。翘起尾巴，开两朵小花，咧着嘴

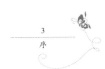

笑。这个时候，真想把它摘下来，做两个耳环，清清的，凉凉的，一边戴一个。再穿上那条绿色束腰的长裙，腰肢一动，两朵淡淡的清香，在脸颊边晃来晃去，该有多美"（《金银花》）。这是多么生动的描写！金银花像人，因为调皮而更显可爱；女孩子像花，因为爱美而愈发多情。

像这样鲜活且有诗意的描写，在《遇见最美的本草》中还有很多。如果您读了这些，在会心一笑的同时，将走入如诗如画般美妙的意境。

当我要写完这篇文章的时候，大院里的无花果已如葡萄大小，正走向成熟。在浓密的树荫里，她深藏在枝丫处，不显山，不露水，不张扬，不炫耀。楚林是个和无花果一样的女子，知性、善良、内敛。默默地，暗暗地，把功夫都用在看书、写作、积聚力量上。楚林的花像无花果一样，开放在心里。突然间献出一枚果实，便给人一个惊喜。

"冥冥之中，我相信，总有一天，我也会变成一粒青果，悬挂在无花果树上，丰满着另一个孩子的童年。"楚林在《无花果》的结尾处这样说。我合上书，在无花果树前静静伫立……也许，楚林真的就是从这些无花果中走出来的一位神奇的女子吧！

凡　夫

2015 年 7 月于澹宁居

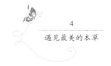

目 录

第一辑 / 妙不可言

第二辑 / 相见欢

第三辑 / 清丽一杯凉

第四辑 / 布衣暖 菜根香

第一辑

妙不可言

无花果真的有这么多秘密啊！它的秘密也许藏在它每一片宽大美丽的叶子里，藏在它小小的青果里，藏在《圣经》的故事里，藏在亚当夏娃的爱情里，藏在我们每个人的心里。

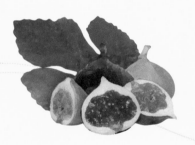

无花果
永远的童话

如果说童年是有味道的，那我的童年就是甘甜、清香、绵软的无花果的味道。

记忆中我是和无花果树一起长大的。进了我家院子，右边就是一棵无花果树。树不高，但长势茂盛，绿叶婆娑，团团如伞，占据了农家小院的一角。

我出生的时候，无花果树已整整四十二岁。之所以记得这么清楚，是因为奶奶经常念叨。这棵树是她出嫁那年爷爷亲手种下的。奶奶命苦，结婚刚满六年，爷爷便因肺病去世。奶奶再未改嫁，独自把唯一的孩子我的父亲拉扯大。奶奶那时经常念叨无花果树种下多少年了，一定是在想念爷爷。她是把无花果树当成了爷爷的化身，伴她度过大半辈子孤单寂寞的人生。

童年的我哪里明白这些，只知道无忧无虑地玩耍。有太阳的日子，奶奶会坐在树荫下，做着她永远也做不完的针线活。而我呢，就在她的身边看蚂蚁上树，用小石片盖房子，把下

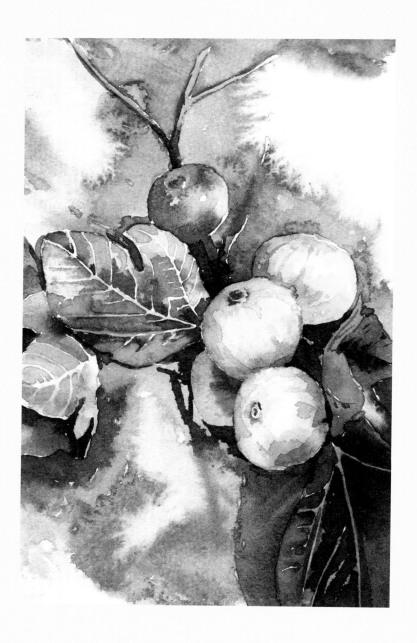

蛋的母鸡撵得咯咯叫，有时还会拿起小竹竿去敲打树上青青的无花果。常常在我打得正起劲时，奶奶就会一把夺过我的小竹竿，大声说："别打，别打，傻丫头，那可是你的'奶妈妈'呀！"

奶奶说无花果是"奶妈妈"，是因为无花果有下奶通乳的功用，我们那里都叫无花果为"乳包"，基本上没有人叫无花果。村子里谁家的媳妇坐月子，都会来我们家寻几个熟透的乳包拿回家，拍碎，炖猪蹄，炖母鸡，炖野鲫鱼。拍碎的乳包里面全是小籽儿，细细密密，成千上万，溶入沸腾的浓汤里，产妇喝下，就会化作白色的乳汁。所以无花果就成了村子里每个孩子的"奶妈妈"。

我出生在秋天，正值乳包成熟的时节。无花果树碧绿宽阔的叶子间，挂满了浆果，紫红色的，奶黄色的，一个个都如乳房般饱满、丰腴，有的快要胀破，有的已经裂开，渗出甜美的果汁。奶奶兴奋地踮着小脚，跑出跑进摘了乳包去给母亲熬汤。而幸运的我也许真是因为乳包的滋养，在母亲生育的几个孩子里长得最白最胖，特别可爱。多年以后，我看到拉斐尔的油画中圣母玛丽亚丰腴的身体时，突然间眼前就呈现出那个秋天金色的余晖里，躺在床上的母亲，襁褓中的自己，忙碌喜悦的奶奶，挂满了乳包的无花果树，不也正是一幅闪耀着圣洁光芒的油画么！

我最喜欢的其实还是五六月间的无花果树。三月，别的花儿都在招蜂引蝶时，无花果树却不声不响地从枝丫处钻出一

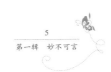

粒粒豌豆般的小青果。越长越大，到了五六月，翠翠的，绿绿的，挂满一树。皎洁的月光下，显得有点羞涩，有点调皮，还带着一点莫名的神秘。我常常觉得，每个悬挂的小青果里，都藏着一个童话，一个故事，一个小秘密。

曾经有一次，我以为我已经发现了无花果的秘密。因为，我发现在无花果底部，有一个幽深的小孔。我还看到一只小蜂从小孔里钻了进去，就再也没有出来。我赶紧把这个发现告诉了奶奶，奶奶却一点也不惊讶地笑着说，傻丫头，小蜂进去是让它开花啊。

很久以后，当教师的二哥才帮我解开了谜底。无花果不开花却能结果，原来都是小蜂的功劳，无花果的花真的是开在了心里。那个钻进去的小蜂原来是一只怀孕的雌蜂，它们是专门找到正怀春的无花果，从小孔钻进去，穿过层层迷宫，在一朵朵的小花中产卵、授粉，让自己的生命完结在那里。然后，授过粉的花儿会结出一粒粒成熟的种子。蜂儿产下的卵几周后变成了小小的雌蜂和雄蜂，它们在果内交配，之后雄蜂帮配偶打开一条通向外面世界的通道，双双从无花果里钻出来。可怜的雄蜂一钻出果皮就会死去，而雌蜂，还来不及伤心就会飞来飞去，寻找另一只没有成熟的无花果，忙着开始新的生命轮回。

无花果为什么会那么甘甜可口，原来这蜜浆是一对对小蜂用爱恋和生命酿就的。

后来的发现更让我瞠目结舌。无花果很可能就是《圣经》中亚当夏娃偷吃的智慧果，而无花果美丽宽大的叶片，毫无疑

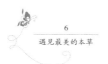

问就是亚当夏娃最简陋也最美丽的衣裳。无花果树原产于阿拉伯，在唐朝时才沿着丝绸之路走进中国。它是人类最早培育的植物之一，在阿拉伯人的心中是圣果，是太阳果。

原来，传说中的"禁果"就是这样子的啊！从那以后，很多个夜晚，我都会在无花果树下发呆。看着那些叶子、枝柯、果实，思考着它们与人类千丝万缕的联系。青春萌动的眼睛看树已经不再是树，每一片叶子，每一根树枝，每一个青果，好像都带着某种隐秘的暗示，在月光下变得神秘莫测，常常使我油然而生顶礼膜拜的冲动。懵懂的心从那时似乎开了窍：人生、爱情、渴望、追求、生与死等等这些看不见摸不着的命题，像蛛网一样在心里缠绕，连结，构成了一张张朦胧的青春梦想图。

无花果真的有这么多秘密啊！它的秘密也许藏在它每一片宽大美丽的叶子里，藏在它小小的青果里，藏在《圣经》的故事里，藏在亚当夏娃的爱情里，藏在我们每个人的心里。

就这样，无花果在我心里定格成童话，变成一个隐秘的符号。带着这个神秘的符号，我离开家乡，离开奶奶，离开母亲和家人，踏上属于自己的漫漫人生道路。

直到学医后，在《本草纲目》里又与它重逢，终于明白，这一生，我都不可能再离开它，它注定是陪伴我一生的童话。李时珍这样记载：无花果，气味甘，平，无毒；开胃，止泻痢，治五痔，咽喉痛。原来，除下乳以外，它还可以制成丸剂治疗胃肠炎，磨成粉吹入咽喉治咽喉炎，煎水坐浴治疗各种

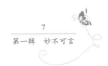

痔疮。

中药柜里的无花果，尖尖的，早已风干，坚硬，紧缩成一团，带着黄褐色的斑点。使用时必须要放在金属的杵筒里，砸开，里面细小的紫红的籽儿如火花四溅，溅开的小籽儿像是无数双眼睛望着我。我们像老朋友一样点头、微笑、絮语。此时，我仿佛看到它们忽而变成一束细细的花蕊，忽而变成一群嗡嗡的小蜜蜂，忽而变成一只只小鸟，忽而变成我儿时的玩伴，正在向我招手，飞向遥远的天空。砸开坚硬的壳，到处都是绽放的花蕾；不追求美丽的绽放，只追求圆满的结果。有多少人的人生能够如此呢？

偶然在新疆的干果专卖店里，邂逅了无花果。精选后的无花果大小整齐，装在色彩缤纷的袋子里。我专门拿起来认真地看了看，广告词这样写着：要幸福就吃新疆的无花果，它是二十一世纪人类健康的保护神，绿色，无污染，含有大量的氨基酸、微量元素等营养物质。看完后不禁哑然失笑，这段广告词和医院妇产科里的母乳喂养宣传单简直如出一辙。无花果和妈妈的乳汁原本就是一脉相通的啊！

曾经以为，院子里那棵越长越大的无花果树会一直陪伴着我成长，就像小时候天真地认为奶奶、母亲都会陪伴着我们一生，永远不会离开一样。可惜的是，天下没有不散的筵席。最早，是八十四岁的奶奶走了。紧跟着，母亲因为心脏病也走了。最后，就是拆迁。房，院，树，都没了。巧合的是，拆迁的那一年，无花果树的树龄也是八十四年。这对于一生孤独的

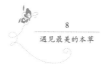

奶奶，也许算是一种安慰。

一年一年，一代一代，生命，就是这样薪尽火传，永无止息。

奶奶走了，母亲走了，无花果树也走了。她们真的都变成了童话，变成了一只只鸟儿，栖息在我记忆的枝头。无数个夜晚，我都会在梦中回到那个郁郁葱葱，挂满神秘果的树下去寻找，寻找我的童年，寻找曾经的梦想，寻找生命的足迹，寻找我的亲人们。这些早已成为我生命中的一部分，永远也无法分离。冥冥之中，我相信，总有一天，我也会变成一粒青果，悬挂在无花果树上，丰满着另一个孩子的童年。

茵陈

不负春天

　　二月里刮春风。黑色的土地里，长出了茵陈蒿。碧绿。

　　这是汪曾祺在《葡萄月令》里的开篇。抛砖引玉，说茵陈蒿是为了引出后文的葡萄。别说，和葡萄相比，茵陈还真是像块砖。它结实、野生，不用压枝、不用下窖、不用上架，更用不上波尔多液。葡萄就像"老戏骨"，生来是要唱大戏的，架子搭的足，先把舞台铺满才出场。而茵陈则像吃青春饭的，最多也就是个"青衣"，一身青褶子，刚把青年唱过就没戏了。

　　戏总是让人觉得老。茵陈其实也是老的。"此虽蒿类，经冬不死，更因旧苗而生，故名茵陈。"可茵陈又不老，它的根是旧的，心却年轻，逢春便发。

　　"三月茵陈四月蒿。"茵陈的青春只有一、二、三，数到四就没了。这要怪华佗。据说华佗老先生有次给一黄痨病人治病，苦无良药。过了一些天，他发现病人竟然好了。一问，人家说是吃了一种绿茵茵的野草。华佗一看是青蒿，便去采，给

遇见最美的本草

其他黄痨病人试服，但都没用。华佗又去问人家吃的是几月的蒿子，说是三月的。华佗恍然大悟，春三月阳气上升，百草发芽，可能就是三月的蒿子有用。为了摸清药性，他连试三年，终于弄清，并编歌诀供后人借鉴："三月茵陈四月蒿，传于后人切记牢。三月茵陈治黄痨，四月青蒿当柴烧。"

自此以后，四月的茵陈长得再高，花骨朵打得再漂亮都成了绣花枕头，中看不中用。在乡下若一个男孩子过了三十还没成家立业就会被讥笑。看看你，长过头了，再长就是一把干柴，茵陈蒿子。

所以采茵陈要趁早。二月二，采茵陈。南宋洪舜俞说："醋槽紫姜之掌，沐醯茵陈之丝。"李时珍云："今淮扬人二月二日犹采野茵陈苗和粉作茵陈饼食之。"我也采过茵陈。风寒料峭的二月，天和地好像隔得很远，在野地里找小小的茵陈，可并未觉得冷。这时的茵陈刚出土，还是小小的一团，鲜嫩，似乎一掐都能掐出水来。需要的其实也就是这嫩汪汪的水。蒸糕、菜饼、蒸肉都被它染得绿绿的，嫩嫩的，透着稚气未脱的清香。

三月三，茵陈长大了一些，正好药用。一朵一朵，绿茵茵的，青春逼人。虽然还是清纯得很，不谙世事，可叶子的背面已经开始泛白，像蒙了一层薄薄的雾，有些朦胧之意。一朵一朵地采回来，晒干。晒干后的茵陈最特别，异常柔软，绵绵的，所以又称做"绵茵陈"。小时候晒茵陈，我最喜欢把茵陈握在手里，滑滑的，像春天里刚做完就忘记的一场梦。细想，可能喜欢的就是这"绵"，一种妥帖、温暖、春风般的质地。

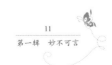

茵陈的戏不多，可它有"撒手锏"，它是清利湿热、祛疸退黄的高手。人其实最脆弱，湿热一旦入侵，就会浑身无力，食欲不振，像霜打过的茄子，变黄发蔫，毫无生气。刚出生的婴儿会出现"新生儿黄疸"，全身皮肤黏膜变黄，严重时眼睛也变成黄色。大人就是"肝炎"，甲、乙、丙、丁、戊都会冷不丁地冒出来报到。

很喜欢茵陈。因为它疗效好，见效快。特别是退黄疸，立竿见影，用一天就一个样。茵陈的"青春逼人"之气一入场，那些湿气热气都会节节败退，直至退出原本不属于它们的领地。湿热是什么？在中医里没有细菌、病毒这样的名词，在这里它们统统称为邪。邪分六种，风、寒、暑、湿、燥、火。六邪都可致病，如感冒发热就是受了风寒或者风热。可能是一种邪致病，也可以是两种合在一起致病。湿邪和火邪纠结在一起就是湿热，湿和风在一起就是风湿，其余均可以此类推。六邪中，以湿最令人讨厌。它若在，该病就是缠绵的，经久不愈型。比如脚气病、肝炎、瘟病等。

有邪就有正，邪总是不能压正。上帝很会安排，一物降一物，绵绵的茵陈正好用以驱逐绵绵的湿气。

春天，是肝病易发的季节。因四时之中，春属木，春三月，万物生长发育，肝也属木，喜条达，与木的特性也相类似。《黄帝内经》曰："春三月，此为发陈。天地俱生，万物以荣，夜卧早起，广步于庭，被发缓形，以使志生，生而勿杀，予而勿夺，赏而勿罚，此春气之应，养生之道也。逆之则伤肝。"因此，四季中春季最宜养肝。

故春天，也是用茵陈最多的季节。有很多老肝炎患者都知道，春天要早早地就去挖许多茵陈来泡茶喝。春天，只要是病人说口苦，再看到病人舌上有一层黄黄腻腻的舌苔，就在药方里添上一把茵陈，准没错。

在老北京，曾经有一个习俗是开春必喝"茵陈酒"。"茵陈酒"碧绿、微苦、清香，可舒筋活络，清热燥湿。过去北京同仁堂一到开春就会派人到天坛朝阳处去挖茵陈，晾晒一二天，取回做酒母，而制"茵陈酒"必须用一年后的酒母。泡时加入白术、法半夏、冰糖等，先放入铜罐中一段时间，再密封瓦罐中六个月。据史料记载，"茵陈酒"作为"四宝酒"（佛手酒、金橘酒、玫瑰酒、茵陈酒）之一，曾入清宫为老佛爷慈禧太后四时健身活血用的御酒。

老舍在《四世同堂》里写，钱老人平时喜欢喝茵陈酒写诗。台湾作家唐鲁孙也曾写道："北平同仁堂乐家药铺有一种酒叫绿茵陈，这种酒绿蚁沉碧，和法国的薄荷酒，一样翠绿的可爱……从前梅兰芳在北平的时候，常跟齐如老下酒馆，兰芳最爱吃素炒豌豆苗，齐如老必叫柜上到同仁堂打四两绿茵陈酒来。边吃边喝……现在在台湾甭说喝过绿茵陈的，就是这个名词，恐怕听说过的也不太多啦。您在北平喝过同仁堂的绿茵陈，现在一提起来，您会不会觉得香涌舌本，其味无穷呢！"

茵陈酒我没喝过，可经唐先生这么一说，早已口舌生津，垂涎三尺。春天，多么美好的季节啊，茵陈最懂得，决不能辜负这绝美的时光。

现在一进中药房，还是喜欢有意无意地去抓一把茵陈，绵绵柔柔的，无骨一样，明明握在手心，可不知道什么时候，已经悄悄溜走，真像是我们的青春。

不是谁都可以做梅兰芳，可以爬得像葡萄一样高，风化成葡萄干后还是风韵犹存的"老戏骨"。可做做茵陈还是可以的。趁着这大好的春天，活出青春的朝气和蓬勃。

剪 剪春罗

新春时节，书画家林大学老师赠送一幅字：

谁把风刀剪薄罗，

极知造化著功多。

飘零易逐春光老，

公子樽前奈若何。

整幅字清新空灵，如行云流水，浑然天成。这首古诗是宋·翁广元的《剪春罗》，起句便问是谁用风刀剪成薄罗般的花朵，原来都是大自然的极致神功。美丽的花朵让诗人触景生情，想到春光易去，花自飘零，遂劝青年人要珍惜大好时光，不可只知杯前饮酒作乐。林老师说，冬日午后偶遇此诗，提笔即一气呵成，因见诗名为一味中药"剪春罗"，故送之。心细如此，让人感动。

剪春罗，这名字真是起得极美，典雅，生动。可动可静，看着就是一幅春光烂漫的画儿。当然，剪春罗花儿，也是担得起这个名字的。如大多数的石竹科花儿，单层、简洁、大红色，小而艳丽。由春至夏，花开不绝。花圃之上疏林之下，远看繁花似锦，一朵挨一朵，一模一样的笑脸，轻浅文静，甜美可爱，分不出谁是谁。近看，那些薄罗般的花瓣，如少女额前的齐刘海，全都对镜细细地修剪过，每一朵有着每一朵的微妙与精致。

剪春罗，剪出了一朵又一朵美丽的青春时光。最绝的就是这个"剪"字。"剪"当是属于女子的。每一个女子的化妆盒或针线包里都会藏着一把剪，我也是。小学的时候，偷偷地从母亲的箱底里摸出了一匹布，光彩潋滟的粉红色绸缎被面。关起房门，想给自己裁一条及脚踝的长裙。手握剪刀，却不知道从哪里下手，窗外有小鸟的脆鸣、初春的阳光，还有一缕一缕的春风拂过。内心是紧张的，拿一条旧裙比了又比，终于下定决心，闭上眼，带着悲壮的表情，一剪刀下去。一条在那个时代珍贵无比的被面就这样被我毁掉。一顿暴打，却没有丝毫悔意。当然，也剪过刘海儿，第一次给自己剪刘海儿，斜睨着镜子，左手扯紧青丝，右手握紧剪刀，怀着丑小鸭将要变成白天鹅般的希望，一剪、又一剪，颤颤抖抖地剪完。左手一松，再照镜子，没有漂亮，反而更丑，哭了起来。短了，剪得太短，白白的额头都露了出来，难看极了，却无法补救。奶奶过来了，说，傻丫头，比着长，穿着短，下剪前，要留几分。

第一次，谁会知道要留几分呢？

奶奶当然知道，她把黑发都剪成了白发。她针线篓里的

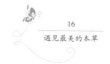

遇见最美的本草

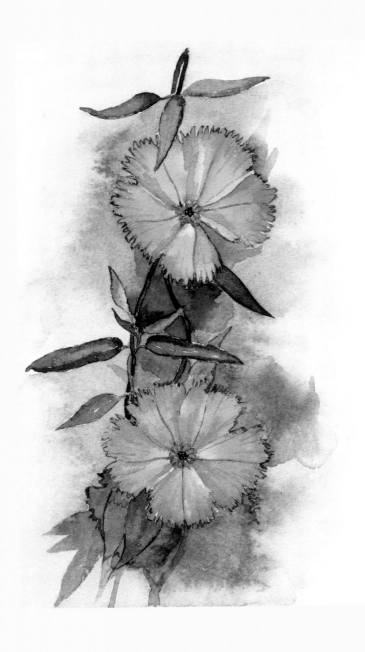

剪刀又大、又长，特别重，我拿起来都费劲，她用着却得心应手，娴熟自如。奶奶拿着剪刀，手指细而瘦，如秋后忍冬的藤，边比画边说，好日子是剪出来的。一大家子，十几口人的衣服鞋帽，春夏秋冬，都是奶奶一剪一剪，一针一线连接而成。奶奶还有一个绝活，就是剪窗花。新婚的人家请她去剪双囍、鱼儿扑莲、麒麟送子和鸳鸯戏水；大寿的人家请她去剪大大的福字、寿桃、富贵牡丹和如意灵芝；新年的时候更热闹，花鸟虫鱼、飞禽走兽、民间故事都剪进了奶奶的窗花，再飞到家家户户的窗棂上，跳进一个个欢欢喜喜的心坎里。

因为一把剪，奶奶被村人敬重。在农村有句俗话："找媳妇，要巧的。不问长多好，先看手儿巧。"舅爷的第一次婚姻磕磕绊绊，一遇到槛儿，就会来找奶奶，吃花生米、喝闷酒。奶奶边纳鞋底边慢悠悠地说："实在过不下去了就是一剪子，长痛不如短痛。棉花要摸丫，桃树要剪枝。电影好看，那都是剪出来的。"放下酒杯，舅爷终于在一个春天的午后痛下决心，剪。

以前看古装戏，深闺内的女子在遭遇强盗或强行施暴的恶人时，都会突然从袖内或是枕下抽出一把小小的剪刀，目光凛凛，寒光闪闪，宁为玉碎，不为瓦全。一把剪刀，无意中就成全了一个女子的尊严和清白。所以，柔弱的女子都要有一把剪，放在最不为人知的角落。平日里，轻衫裁夏葛，薄袂剪春罗。关键时就是兵器，是可以一招封喉的玉剑。

在妇产科实习时有两件事至今难忘。一次是在产房里，第一次操剪为婴儿剪脐带。婴儿粉嫩粉嫩的，鲜红色的脐带，可

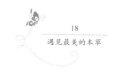

18

遇见最美的本草

清晰地看到小血管正在跳动。紧张地握住剪刀，恍惚听见自己的心比小血管跳得还要快。扎紧脐带，用尽全身的力气一剪，"咔嚓"一声，断了。婴儿"哇"地大哭起来，我吓得手一松，剪刀"吭当"一声掉在地上，以为是自己剪疼了他，惊恐万分。带我的老主任说，不要怕，婴儿哭是开始呼吸，哭了才好呢！

还有一次是在病房里，一位患有晚期子宫癌的老太太，慈眉善目的，拉着我的手说："丫头，你和我说说，我到底还能活多久呢？"看着老太太恳切的眼睛，我不敢隐瞒，老老实实地回答说："可能就三个月吧。"谁知老太太一听，就扑倒在床号啕大哭。明白自己说错了话，我吓得转身就跑，逃出病房。到了办公室，我也哭起来。老主任弄清原委，语重心长地说："下次可要记着，和有些患者说话时要留几分。"

留几分？这不就是小时候奶奶常说的下剪时要留几分吗？该剪的要剪，该留的要留。所有的事情原来都是这一个理。裁衣、画画、写字、作文、行事、为人等莫不如此。

谁给剪春罗起的这个美名呢，该不会就是李时珍吧？《本草纲目》里对剪春罗的药用叙述最为简洁——气味：甘，寒，无毒；主治：火带疮绕腰生者，采花或叶捣烂，蜜调涂之。

火带疮就是带状疱疹，又称作"蛇丹、蜘蛛疮"。发作时一群密集的小水泡如腰带，或缠腰或缠胁或绕颈，灼热疼痛，异常难受。乃热毒入侵，肝经郁火而致。一朵一朵美丽的剪春罗似乎就是专为这群恶毒的小水泡而生。寒凉如春风，一剪一剪，剪破这些毒疱疹的美梦。

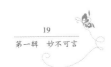

人生恰如剪春罗。不要太多，专注一件事，认认真真、踏踏实实地做好即可。如我那用剪出神入化的奶奶；如我一直敬爱的"送子观音"老主任；如多年来专攻书画，精益求精的林大学老师……

三七

侠骨柔情

　　小时候，最爱看武侠片和战争片。江湖上高手如云，大侠美女飘来飘去，忽而拳来脚往，不分高低，忽而刀光剑影，血雨腥风。唯独受伤之后都是一句："快快把那金创药拿来！"只见一层层包裹之下便是一小瓶"灵丹妙药"，武林高手用过之后再出场时又是生龙活虎。那时我便万分好奇，为这金创药的神奇疗效惊羡不已。

　　看《血战台儿庄》，第六十军奋勇冲锋，死战不退，日本报纸惊呼："滇军打不死！自从九一八与华军开战以来，遇到滇军猛烈冲锋，实为罕见。"日本兵在日记中写道："滇军外敷和内服一种白色药粉，这种神秘药粉甚至连动脉破裂都能迅速修复，从而重新上阵……"原来是开战时有人赠给云南籍的第六十军五百箱云南白药粉。

　　其实不仅是我等凡夫俗子称奇，不仅是日本人称奇，早在明代时药圣李时珍也曾称奇。1587 年，广南府的两名军官，千里迢迢捎了几棵小草到北京，请当时的大药物学家李时珍鉴别一下，并称："此药近时出于南人军中，用为金创要药，云有奇功。"意思是这种药最近作为金创药在士兵中秘密流传，据说功效如神，却搞不清它的药理。李时珍对这种久闻其名的神药仔细研究，他特意在自己手臂上弄出伤口，然后敷上该药，结果很快愈合。他又放到刚刚受过刑的犯人身上去试验，效果也是出奇的好。李时珍大为惊讶，提笔在《本草纲目》中记下："三七，止血，散血，定痛，金不换。"在众多的中草药中，三七被李时珍唯一命名为"金不换"，可见其何其珍贵！

原来，神秘的金创药，云南白药，神药，都不过是来源于这种叫作三七的小草而已。

别看这样一棵小草儿，它的来历可不一般。全世界只有中国有，全中国只有云南有。全云南只有文山的三七最正宗。因为在北纬 23.5 度，只有文山是处在海拔 1500 ～ 1800 米，最适合三七生长。三七对生存条件的要求如此苛刻在植物界实在少见。原因只有一个，它是起源于二亿五千万年前第三纪古热带的残余植物，属草本植物里的元老级别，近乎活化石。

三七苗不高，不过 50 厘米左右，墨绿色椭圆形的叶子，每株只长三个叶柄，每个叶柄只有七个叶片。花朵像一把小伞，从三七根茎的正中央长出，五片小小的花瓣儿和五根小小的花蕊挤在一起，凑成一朵小巧玲珑的黄绿色花朵，异常美丽。果实渐渐成熟后，花朵就变成了鲜艳的红色。漫山遍野中，一粒粒果实红玛瑙似的点缀在绿色的海洋中，置身其中恍入瑶台仙境。真是名副其实的"南国神草"。采挖三七当在立秋前后10天，花籽未结成时为最好。这时的三七个大，光滑饱满，质地坚实。三七形状不一，有的像猴头，有的像狮子头，有的像萝卜头……只是有一点相同，都是"铜皮铁骨"。

三七名字的来源最有意思。其一，"取孟子七年之病，三年之艾之义以示其灵效耳"；其二，三七必须种植三到七年方才有效；其三，每株三七只长三茎，每茎只有七个叶片，故名三七；其四，三七生长的土壤必须为三分潮湿七分干燥，外部环境则必须三层阳光七层阴凉；其五，三七种植艰辛，生长艰难，一般只有三成收获，七分损失。

民间关于三七的传说也很有趣。古时候，一个叫张二的青年，患了一种疾病，口鼻出血不止，虽经多方医治仍无效果。一天，一位姓田的医生路过，他取出一种草药的根，研磨成粉给张二吞下，不大功夫，血竟然止住了。张二一家非常感激，并要求医生留下这种神奇草药的种子。

一年后，张二家的药草长得非常茂盛。恰巧，知府大人的独生女患了出血症，多方治疗不见好转，无奈只好贴出告示：能治好女儿病者，招其为婿。张二闻知后带上自种的草药，二话没说，拿出草药研成末给小姐服下。谁知不到一个时辰，小姐竟然死了。知府大怒，命人将张二捆起严刑拷打，他被逼讲出实情。知府大人即令捉拿了田医生，并将其定为"谋害杀人"罪。临刑之日，田医生万般无奈，只好向亲自监斩的知府大人解释说："此草药对各种血症都有疗效，但须长到三至七年才有效。张二所用之药，仅长满一年，本无药性，当然救不了小姐。"说罢，他从差役手中要过利刀，在自己大腿上一划，鲜血直流。他从自己的药袋中取出药粉，内服外敷，即时就血止痂结。在场的人惊讶万分，知府大人后悔不已，只好放了田医生。人们为了记住这一惨痛教训，就把这种药定名为"三七"，意为必须长到三至七年方可使用。因为此药为田医生所传，故在有些地方又被称为"田七"。

小小的三七，被我们的药圣李时珍慧眼识宝，立即成为古代军队南征北战必备之金创良药，立下赫赫战功。

小小的三七，不知道修理了多少破坏的脉管，不知道多少次挽狂澜于水火之中，不知道焕发了多少青春的容颜！

乱世红尘，命如纸薄，小小的三七，宛如一位侠肝义胆的英雄，救人于危难之中，七分豪气，三分细腻，抵御着残酷的暴力，维护着生命的安宁。

金庸笔下的武林中有"南帝北丐"，南帝一灯大师和北丐洪七公都是武功盖世无人能及的高手。在本草世界中则有"南七北参"，南七即指云南的三七，北参即东北的人参。两者都是响当当的药中精品。有《本草纲目拾遗》为证："人参补气第一，三七补血第一，味同而功亦等，故称人参三七，为中药之最珍贵者。"更有最新版《中药大辞典》为证："现代医药研究表明，三七被誉为'人参之王'，有八大功效：止血，改善冠脉循环，镇痛抗疲劳，抗炎，抗肿瘤，抗衰老，抗氧化，降低血脂及胆固醇。"

短兵相接，金戈铁马的年代已经成为过去。原以为侠士三七可以退出江湖好生休息，谁知现在物质生活空前丰富，高血糖、高血脂、高血压三高人群日益增加，三七的用武之地反而越来越多，身价更是暴涨。

号称"铜皮铁骨"的三七，外皮易分离，破后会露出黄绿色铜皮的断面，内层则坚硬如铁，很难砸碎。要制作三七粉可不容易。三七就是这样，外表看似三分柔弱，内在其实七分坚韧。人的脉管是最精致的河流，每时每刻都在静静地流淌。很难想象拿在手里沉甸甸，像石头一样的三七进入这条河流之后，竟然能够轻巧地清除纤细如毛发的脉管中的那些污垢与杂质，能够软化那些顽固的肿瘤分子，能够堵住那些不正常的决口，能够及时补充新鲜的血液……这一切，如果不是一位拥有侠骨柔情的义士，谁能做到呢！

我们常说男为七，女为三，三和七，合在一起即为十，正可谓"得一"。老子在《道德经》中说道："昔之得一者，天得一以清，地得一以宁，神得一以灵，谷得一以盈，万物得一以生，侯王得一以为天下正。"此时我才恍然大悟：三七正是因为得到了"一"，所以才能够如此神奇！

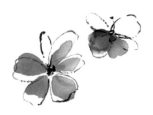

芥子

尘埃里开出的花

芥子即辣菜籽，十字花科植物芥菜的种子。直径以毫米计算，因微小而扬名。旧时读书人常自谦为"三尺微命，一芥书生"，普通老百姓自嘲为"一芥草民"，小户人家即"芥豆大小人家"，船只太小即为"一芥小舟"……总之，芥，不过就是茫茫浮世的一粒尘埃，是一切轻微纤细，渺小卑微的代名词。

一粒草芥真的就是这样微不足道，无足轻重吗？我想，至少芥子们自己不会这样认为。要种一粒小小的芥子并不容易。一般的植物都是春种秋收，可芥子不同，它和小麦差不多，秋末播种，暑后采收，中途最惧狂风暴雪。可见，芥子完全是把自己当成一季庄稼了。纳秋之辛、夏之温，孕于冬、养于春，发芽、抽条、扬花、结荚、挂果，不慌不忙地尽享四季。芥子开花时非常漂亮，和油菜花一样，漫天漫地的金黄色，在蓝天白云下，尽情尽性地释放着无比绚烂的青春。

一粒芥子的确是小得可怜。小心翼翼地捧在手心，不注意

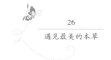

遇见最美的本草

几乎看不见，一阵风就能把它吹跑，一滴雨就能把它淹没，一片雪花就能将它覆盖。稍不留神，就会从指缝中滑落。如拢不住的时光，悄然隐匿，再也无从拾起。所以，有经验的芥农收芥子时会铺大大的油毡布，绝不能让芥子亲近尘土。值得庆幸的是，一株芥苗常常能够结出成千上万粒芥子，很少让人失望。

　　刚收回的鲜芥子，最适合研碎调芥末。调好的新鲜芥末，嫩黄色，娇滴滴的，很好看。第一次吃芥末，就是经不起嫩黄的诱惑，配凉菜轻轻地蘸了一点，没想到那么辛、那么辣，简直是冲劲十足，蛮横无比，瞬间就鼻筋酸鼻，涕泪横流，让人措手不及。当时心里发誓再也不吃了。上大学时流行打扑克牌"斗地主"，不知是谁提议输后惩罚吃"寂寞"也就是芥末。于是，每个星期天，宿舍就飘荡着被芥末击中的尖叫和呐喊声。"寂寞的疯狂"后来成了青葱岁月最美好的回忆之一。也正是从那时起，我开始变得喜欢吃芥末，后来竟恋上了芥末。隔一段日子不吃就会无比想念，想念那种辣通经脉后的舒畅与美好。想想，芥子，也只有芥子，才有这么大的能耐。极少的一丁点，就能在平淡的生活中，刺激我们日渐麻木的神经，流泪、回味直至警醒。那浓烈的滋味，说是浓缩的人生也不为过。

　　这就是小小芥子的不羁个性，辛、温、辣、冲，散发着独特的魅力。作为一味中药，芥子也是功效独特。《本草纲目》中说：白芥子辛能入肺，温能发散，故有利气豁痰、温中开胃、散痛消肿、辟恶之功。白芥子可外敷，可内服，物尽其用，把它的魅力展现到了极致。

外贴。白芥子、甘遂、细辛、玄胡四味一起磨碎调姜汁，就是冬病夏治三伏贴。炎热的夏季，透过特殊的穴位，把植物的辛温气息输送至人体经脉。我们的体内犹如打开了一条神秘的通道，噼噼啪啪温暖的热风节节推进，寒湿之邪惊慌失措集体逃窜。失调的阴阳归于平衡，抵抗严冬酷寒的能力徒然而增。

内服，常用于支气管哮喘。老父亲生病了，咳嗽，气喘，大口大口地吐痰，进不了食，一天比一天衰弱。三个孝顺的儿子急得团团转，怎么办呢？大儿子紫苏子说："我来消灭父亲的气喘。"二儿子白芥子说："我来化痰止咳嗽。"三儿子莱菔子说："我来负责消化饮食让父亲能吃下饭。"三个孝顺的儿子挺身而出，化解了父亲的病痛。这就是方剂里温情又有效的"三子养亲汤"。

可见，芥子小而不弱，渺而不卑，微小的它一直在倾情奉献。佛祖慧心，佛经上说："须弥藏芥子，芥子纳须弥。"一语惊人。一粒小小的芥子中竟藏有天地玄机，小小的芥子简直是植物里的哲学家。生如芥子有须弥，心似微尘藏大千。有识之士争做芥子。

做芥子做得最出色的当属清代的李渔。年逾花甲的李渔，执意倾其所有在南京打造一座芥子园。李渔的芥子园除了不种芥子什么都种，他种闲情、种诗词、种剧本、种戏班、种丹青、种画谱……种什么成什么，所有如草芥般的闲情逸致都被他种成了参天大树。而他这粒草芥也因此日渐高大，成了让后人昂首仰望的须弥山峰。

张爱玲也是一枚出色的芥子，是尘埃里开出的最美的花。她的身躯柔弱思想却锋利，以一支笔绘出世间百态。只可惜她的感情遭受了"芥子劫"，那是芥末般浓烈的爱啊，清纯如水的爱啊，收获的却是苦涩和寂寞，是漫无边际的时间的荒涯。她在送给他的照片背面写道："见了他，她变得很低很低，低到尘埃里，但她心里是欢喜的，从尘埃里开出花来。"看得让人流泪。她的爱情之花枯萎了，文字之花却灿烂无比，成为传奇。曾见佛教经书里说过芥子辛辣异常，多用于修法，降服魔障，镇宅辟邪，消灭罪恶根源。慈悲为怀的佛，为什么没有给我们的才女也赋予这样的一粒芥子，去降服她爱情里的魔障呢？

拉开窗帘，秋日的阳光温情款款地穿过玻璃，安静的房间内立时多了一束美丽的白光。清澈透亮的白光里，我看见无数的尘埃在舞动，左右旋转，上下翻飞，不知疲倦。就像历史的长河中，帝王将相、王公贵族、草根百姓，都化作了这粒粒尘埃！我是哪一粒呢，是靠近地面那最小最小的一粒吧，不求轻舞飞扬，只求在尘埃里开出一朵小花，一朵金黄色的芥子花。

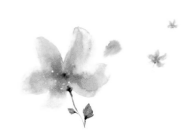

曼陀罗
妙不可言

　　因为生得美，因为有毒，曼陀罗便被蒙上了一层诡异而神秘的面纱。

　　初见曼陀罗，是十年前，在自家的院子里。父亲是老中医，他爱好种花养草，尤其是中草药。他托朋友从南方带了曼陀罗的种子，清明前种下。发芽后，曼陀罗伸展出绿色的大叶片，不起眼，和一般花草没什么两样。五月，打苞，开出白色的大花，慢慢地开始与众不同。不同的是它的花朵。首先是色白，纯纯的白，清冽淡薄，质润柔软，像月色，又如云絮。其次是形态，刚开时，如百合般的小喇叭，五裂五蕊对着苍穹，一脸天真无邪。花朵开大后，好像知道了害羞，花瓣添了点粉色，向下低垂，尽显娇媚。最后要落时，花朵垂得更低，有点像日本的少妇，满怀心事，花瓣慢慢收起，蜷缩，落下。这时候取而代之的是蒴果。它可不像花朵那样柔软，圆圆的，浑身硬刺，像一个个小刺猬，满身眼睛，挺立，傲视着一切。

曼陀罗的花期很长，从初夏一直开到秋末。清丽的花朵常常让我忍不住去嗅它的香味。这时，父亲就会大声说，不要太近，有剧毒。我连忙停下近前的动作，可因这剧毒两字，不相信般，又多看两眼。开花时，父亲常说，这洋金花，开得真是漂亮。结果时，父亲却说，这毒山茄子，真是浑身是刺。

叫它洋金花是因为曼陀罗是舶来品，它原产印度，后作为药用植物引入中国。曼陀罗是梵语，意为"悦意"，是佛家祥瑞之花。来历是缘于《法华经》：佛说法时，天雨曼陀罗花。法华玄赞二曰：曼陀罗华者，此云适意，见者心悦故。毒山茄是它的中文名，主要是因为它是属于植物里的茄科，长刺结果时，毒性也最强。

在西方，有许多关于曼陀罗的传说，都带有"恐怖"色彩。一种传说，是在古老的西班牙，说它似冷漠的观望者，常盛开在刑场附近，因全株剧毒，千万人之中只有一个人能有机会看见花开，但凡遇见花开之人，他（她）的最爱就会死于非命。还有一种传说是关于黑色曼陀罗的，说它是花中极品，夜开昼合，高贵神秘。每一株黑色花里都有一个精灵，它可以帮你实现愿望，却有交换的条件，那就是用你自己的鲜血去浇灌，因为精灵们喜欢这种热烈而致命的感觉。

中国的曼陀罗，大多是白色。采初开的曼陀罗，晒干，入药，小量用于止咳平喘，镇痛麻醉。应用曼陀罗最有名的当属华佗和他研制出的"麻沸散"。据说华佗当年因儿子沸儿误食了曼陀罗的果实不幸身亡，万分悲痛，在曼陀罗的基础上加了其

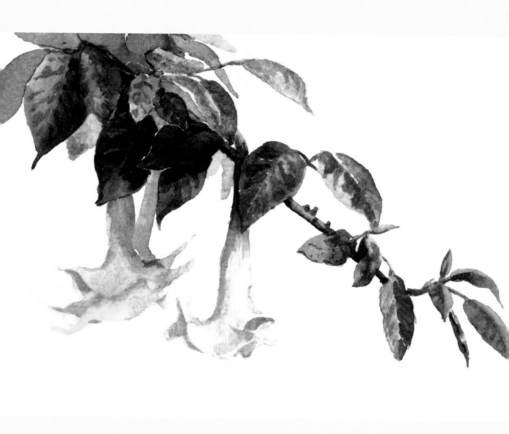

他几味中草药研制出世界上最早的麻醉药，为了纪念爱子，遂将这种药命名为——麻沸散。有了麻沸散的帮助，华佗做了许多开颅和肠道手术。他曾经试图用麻沸散给关羽刮骨疗毒，勇武的关云长根本不需要药物麻醉。后又建议用麻沸散给经常头痛的曹操进行开颅手术，多疑的曹孟德闻之色变，立即将华佗处死。麻沸散的配方被狱卒的妻子烧掉，麻沸散从此失传。

说麻沸散可能很多人不知道，"蒙汗药"大家却不陌生。《水浒传》中"智取生辰纲"时，吴用使计用放了"蒙汗药"的米酒，麻翻了青面兽杨志。还有"武都头十字坡遇张青"一回中，孙二娘用药酒麻倒了押送武松的两个差人，拍手笑道："倒也！倒也！由你奸似鬼，吃了老娘的洗脚水！"。这吴用的"蒙汗药"，孙二娘的"洗脚水"，其实就是曼陀罗。宋代周去非在《岭外代答》一书中曾有记载："广西曼陀罗花，遍生原野，大叶白花，结实如茄子，而遍生小刺，乃药人草也。盗贼采，干末之，以置之饮食，使之醉闷，则挈篋而趋。"明朝郎瑛也在《七修类稿》中写道：《桂海虞衡志》载，曼陀罗花，盗采花为末，置入饮食中，即皆醉也。据是，则蒙汗药非妄。"由此可知，蒙汗药就是曼陀罗花制成的。曼陀罗的主要成分是东莨菪碱。由于它的作用可使人的心跳加快，肌肉松弛，汗腺分泌受抑制，所以取名为"蒙汗药"。

同为曼陀罗，医者用其治病救人，恶者用其谋财害命。在药品与毒品的交叉点上，在善良与邪恶之间，曼陀罗就是火山之巅，夺目而美丽，却又时时有爆发的可能。

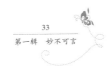

采摘曼陀罗花最有意思。传说人们采摘曼陀罗花时，如果含笑采摘，酿酒饮此花，则会一直傻笑下去；如果手舞足蹈地采摘，酿酒饮此花，则会一直舞蹈下去。曼陀罗配酒是最佳搭档。有着阴阳两性的酒，再配上有着阴阳两性的曼陀罗花，会让人虚幻，在笑盈盈中昏昏欲睡，什么痛苦忧伤都悄然而逝。所以白色曼陀罗又称做"情花"。在莎士比亚的戏剧《安东尼与克莉奥佩特拉》里，克莉奥佩特拉对安东尼相思成疾，害上了失眠症，吩咐仆人说："唉唉！给我喝一些曼陀罗汁。我的安东尼去了，让我把这一段长长的时间昏睡过去吧。"曼陀罗由此就成了他们浪漫爱情的添加剂。

我们家的曼陀罗长得不高，就开了几朵，父亲连说可惜，不让采摘。问父亲可惜什么。他说，别看曼陀罗性情似乎阴郁，其实她最喜欢阳光。若是种植在热带，它就是木本，能长成灌木，挂满花朵，那才好看。可惜在我们这儿，变成了草本，低矮不说，花朵也少。也许就是因为这个，父亲后来再没种过曼陀罗。

佛祖拈花微笑，那花其实就是曼陀罗。一直不明白为什么佛祖会对有着剧毒的曼陀罗如此情有独钟。后来才明白，曼陀罗本就是天上的花，如月，色白而柔软，见此花者，恶自去除。而曼陀罗的蒴果，更是把曼陀罗带到了一个新的高度，那就是生命的终极圆满。

人的一生都在追求圆满。人性都是两面的，有善有恶，有美有丑，都在一念之间。

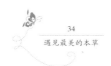

遇见最美的本草

曼陀罗是美丽的"情花"，是医学中不可缺少的麻醉神药，是恶人手中的"蒙汗药"，更是佛祖的微笑。佛性就是人性中至善的回归，慈悲最后总是战胜邪恶。

有幸再见曼陀罗，是在云南。看到一大片柔软舒缓的云朵挂在灌木丛中，仿佛禅意正在吐纳经纬。想起玄奘曾说："天华中妙者，名曼陀罗。"玄奘说得太好了。妙！真的是妙不可言！

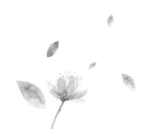

约定｜五味子

　　秋天去神农架，走到半山腰，遇见五味子。像是谁把一串一串的玛瑙挂在树间，晶莹剔透，光彩夺目。斜斜的阳光下，绿叶缤纷，斑驳的光影，为五味子打造出最美的空间。你若看着它，它就会调皮地对你眨着眼睛。但你若忍不住想摘一串，就没那么容易了——因为五味子的藤蔓爬得高兴，想借谁的高枝就借谁的高枝，哪儿会让你够得着。若说秋天的山林是开始走向迟暮的美人，但只要五味子一成熟，那山林的青春就回来啦！

　　唐代《新修本草》载："五味皮肉甘酸，核中辛苦，都有咸味。"故有五味子之名。这名字有禅意。细品，越品越有味道。古医书称它荎猪（音 chí zhū）、玄及、会及，最早列于《神农本草经》上品中药，具滋补强壮之力，药用价值极高，有强身健体之效。

　　新鲜的五味子好吃，不仅颜色诱人，口感也很美。入口

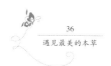

酸、甜，有经霜的清爽和凉意。吃五味子不吐核。吐核的都是外地人，不会吃。核有微微的辛和苦，但核才是精华，越嚼越香。外地人不懂得，一吐核便是五味只吃了三味，差两味。这样的人生便不完美。

山里人最会吃五味子。煮五味子粥自不必说。用自然风干的五味子文火炒至微焦，配绿茶和蜂蜜就是香甜的五味子茶。给远道而来的客人冲一杯，酸甜辛苦咸，真的是五味俱全，瞬间就驱除了旅途的风尘与疲惫。如果主人心情好，再奉上漂亮的五味子酒，那你可就是有福的贵客。五味子经清洗、风干、磨碎、炒香、入粮食酒密封，浸足半月，便是美味的五味子酒。泡五味子酒有一个诀窍，就是每天都要抱着瓶子晃一晃。摇晃才能入味，甘酸辛苦咸，晃呀晃，全晃进了醇香的高粱或玉米酒中。高粱或玉米醉了，五味子应该也醉了吧！晕晕乎乎的酒，一天比一天清亮，一天比一天透明，变成了浅浅的宝石红，就好啦！盖子一揭开，满天满地的果香和酒香。这样甜蜜相融，美丽香浓的酒，就像爱情，喝一口，能赶走孤单和寂寞，再寡淡的日子也会变得有滋有味。

俗话说五味慰五脏。麻雀虽小五脏俱全，五味子虽小五味俱全。中医认为酸入肝，苦入心，甜入脾，辛入肺，咸入肾。五味子以其五味而能补五脏气，养五脏。五味子有南五味和北五味之分，就像南方人和北方人。一方水土养一方人，植物也是如此。南五味色鲜红、个头小、果粒小、肉轻薄，偏于敛肺止咳，治风寒咳嗽有奇效。北五味紫黑色、个头大、肉厚、有油性及光泽，补心肾最益，治虚损劳伤最妙。南方人常说南五味好，北方人则说北五味好。其实都是好药，有一句诗说，南五味，北五味，南北五味慰五脏。解的就是这个纷争。

晋代葛洪《抱朴子》曾载："五味者，五行之精，其子有五味。淮南公羡门子服之十六年，面色如玉女，入水不沾，入火不灼。"葛洪笔下的五味子真像是一个美丽的神话。其实，我也常常觉得有关五味子的种种总带着些神秘浪漫的色彩。譬如，古书上说五味子治"黄昏嗽"。"黄昏嗽"是指人在近黄昏时咳嗽加重。元代名医朱丹溪《丹溪心法》说：黄昏嗽者，是火气浮于肺，不宜用凉药，宜五味子、五倍子敛而降之。这哪里像是在治病，倒像是在赴一场黄昏的约会。收敛，肃降，静心——关于健康与生命的某个密码，在貌似一杯佳茗的袅袅清香中被慢慢破译。还有，药王孙思邈说：五月常服五味子以补五脏气。遇夏月季夏之间，困乏无力，无气以动，与黄芪、人参、麦门冬，少加黄檗煎汤服，使人精神顿加，两足筋力涌出。这当是孙思邈和五味子定下的五月之约吧！

我和五味子也有着不期然的交集。那是高考的前几天，最爱临时抱佛脚的我秉烛夜读，却不小心睡着，烛光点燃蚊帐引发宿舍火灾。不仅自己的蚊帐、棉被烧坏，还把上铺和邻铺的床上用品也烧得一塌糊涂。父亲黑着脸，瞪着眼睛要揍我。母亲边哭边叹息。床单、被罩、棉被、蚊帐、衣物等，折算成人民币要赔给同学几百元，相当于家里大半年的收入。大人心里难受，我也吓蒙了，心里像打翻了五味瓶。开始流泪、失眠，一上床便烙煎饼。料事如神的母亲，神一般的在高考前一天送来一瓶糖浆。紫红色，稠稠的，酸酸甜甜。问母亲是什么。母亲说，是五味子糖浆，安神，补脑，考个好学校，什么损失都补回来了。

人生的五味瓶第一次被我打翻，却又被神奇的五味子糖浆一一拾掇起来。禅师一样的五味子，早已修行得深谙人生百味了吧！

星云大师说人生有五味——童年的时候是美味、青年的时候是甘味、中年的时候是苦味、老年的时候是涩味、修行的时候是禅味。一定是修行不够，现在的我依然会失眠。感情上的烦恼，工作上的不顺，人到中年的恐慌，思念至亲的心痛，柴米油盐酱醋茶和琴棋书画诗酒花的磕磕碰碰……这一切都会让我失眠。无奈的我只好一直延续着和五味子的约会，抑或，它终是我不能舍弃的约定。在许多清风习习月光如水的夜晚，我们素颜以对赤诚相见。我相信，我们一定彻夜长谈过。因为在无数个清晨醒来的时候，我的眼角总是会有一滴泪珠，晶莹、透明、清凉。滑入嘴角，涩涩的，有甘、酸、辛、苦、咸的味道一波一波地涌来。

辛夷

美丽的邂逅

　　阳春三月，邀朋友去枣阳看桃花。万亩桃花竞相开放，灼灼其华，令人为之惊艳。中午在附近一农家山庄用餐，点了薄荷、香椿等时令野菜，还有野兔和腊猪蹄，喝的是山里人自酿的苞谷酒，一大桌人都赞酒醇菜香。

　　席间一友人去了后院，回来后故作神秘状："我在后院发现了比桃花更美的花……你们猜是什么？"梨桑杏李等遍猜不着，于是一众人随她探美。过了月亮门，好大的后院，中间是几畦菜，周围种满了树，有女贞子、香椿、苦楝，最醒目的是两株"花树"——俊秀挺拔，却无一片绿叶，枝枝丫丫，粉紫色的花骨朵儿含苞欲放，淡淡幽香，怎一个美字了得！

　　酒饮微醺，花看半开，那一刻，我们都惊呆了。真是"有美一人，清扬婉兮。邂逅相遇，适我愿兮"。这也许就是人间最美的相遇吧？

　　这花儿，一行人中，独我识得，因她是一味中药——辛

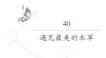

夷。说辛夷大家不熟悉，可说起白玉兰，却不陌生，襄阳西街，沿街都是白玉兰。辛夷又称紫玉兰，也叫木笔花，望春花。

桃花鲜艳、热闹，带着俗世的温暖。辛夷花，则含蓄、雅致，蕴涵着出世的安静。桃花是不甘寂寞的，而辛夷，则享受寂寞似的。若把她们比作茶，桃花是铁观音，浓香四溢；而辛夷则如碧螺春，淡而妥帖。若把她们比作酒，桃花是五粮液，浓郁而热烈；而辛夷则是汾酒，清冽而纯净。

人之美，在于气质，在于韵味，花也一样。辛夷花蕾未绽时，便是一管"木笔"。那花蕾也别具一格，立在枝头，嫩黄色，一层毛茸茸的外衣，把花骨朵裹得严严实实。她慢悠悠地吐蕊，欲出未出时，一朵朵花蕾俨然成了一支支画笔，银毫卓卓指天，似乎要把早春的美丽都描绘在苍穹。

"谁信花中原有笔，毫端方欲吐春霞。"这满树自然天成的生花妙笔，除了辛夷，谁还拥有？这满树的银毫，是在书写谁的传奇？会开出花朵的妙笔，哪个文人不曾梦想？传说李太白梦见了，从此便才华横溢。江淹也梦见了，从此便文思大进。李时珍不做梦，却最聪慧，独辟蹊径，直接取笔样花蕾，入丸入散入汤剂，让它们变成了治疗"鼻渊、鼻鼽、鼻窒、鼻疮及鼻痘后鼻疮"的良药。因"夷者荑也，其苞出生荑而味辛"，故又给她取了一个美丽别致的中药名字——"辛夷"。

辛夷还有一个寓意是"心意"。据说很早以前，一位姓秦的举人得了一种怪病，鼻孔常年流涕，不辨香臭，且散发异味。他不堪忍受，欲寻短见时，巧遇一位樵夫，告诉他，南方有一

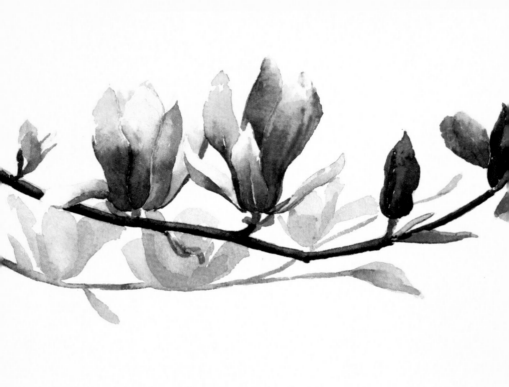

种花蕾可医此病。秦举人病愈后，很是感激，当时忘了问名字，总觉得多亏樵夫指点，自己会意，就叫此花为"心意花"。天长日久，就成了"辛夷花"。

秦举人当年的怪病，其实就是鼻窦炎。辛夷花因其辛香温散、质轻气薄、散风寒通鼻窍的特性，成了临床上治疗急慢性鼻炎、过敏性鼻炎、肥厚性鼻炎、鼻窦炎等病症的一味要药。

我们问农家山庄的女主人，这辛夷树有多少年了？朴实的女主人莞尔一笑："不知道有多少年，这里以前是座寺庙。"她指指月亮门的上面，依稀可见"白云寺"三个大字。透过寺门再看辛夷，忽然间就多了几分寂寞和清冷。没想到来寻"桃花源"，却邂逅了"辛夷坞"，不可预知的惊喜，这就是人生的美好。这美丽的"桃花源"，安静的"辛夷坞"，都是我们梦想中的天堂。桃花与辛夷各有各的芬芳。想起《桃花扇》里，年少轻狂的侯方域题下"夹道朱楼一径斜，王孙初御富平车。青溪尽是辛夷树，不及东风桃李花"。侯方域是压根瞧不上辛夷的，他只认定桃花最美，认定李香君就是桃花，所以桃花扇注定是个悲剧。不懂得辛夷花的侯方域哪里又能懂得桃花。最后一次在山寺中与李香君相逢，他欣喜若狂，李香君却无法原谅他的变节，撕碎桃花扇，花瓣散落一地，从此与他分道扬镳。

只可惜避难于寺庙中的李香君，最终也在抑郁中香消玉殒。香君虽是风尘女子，如桃花般热烈奔放过，最终却又如辛夷般，在寂静无人的寺庙里，悄然开放而又无可奈何地飘零。

生命如花，终将逝去。在中药房的红木抽屉里，掬一捧辛

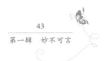

夷，扑鼻的清香，直透肺腑。这样轻盈的花蕾，却能解除病患之苦，岂不也是一种别样的邂逅？

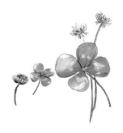

紫苏

时光里的优雅

　　在北京工作的侄女怀孕三月，打电话说看什么都没胃口，突然间想吃老家的紫苏煎刁子鱼。刁子鱼还好买，可紫苏却难寻。早已搬到县城的哥嫂如同得了圣旨，让我赶快开车陪他们回老家一趟，找紫苏。

　　家乡有句俗话"无刁不成席"，紫苏刁子鱼是我们小时候最常吃的菜。紫苏不用种，房前屋后河边菜地到处都是，年年春天自然生长。刁子鱼也多，村旁的汉水，撒一网，就是一盘菜。刁子鱼生得白白嫩嫩，身子苗条均匀像柳叶一样，非常漂亮。说它刁是因为它是长江流域的特产，长不大，一离开水，很快就会死亡，人工根本无法饲养，真是执着刚烈刁蛮的脾气。因为是纯野生，肉质格外鲜美，其他鱼种根本不能比拟。

　　做紫苏刁子鱼其实很简单。鱼洗净，入油微煎成淡黄色，加清水炖，除生姜外什么调料都不用，起锅前放上一把新鲜的紫苏叶。紫苏叶一进去,香味就开始飘出来,直入肺腑。淡黄色的鱼,乳白色的汤,翡翠绿的紫苏叶子,真是天赐一方带着野趣的美味。

老家的小院空了多年,盛满我们童年时光记忆的几间房屋早已破败不堪,一派荒凉。荒不荒凉已无暇顾及,重要的是不知道还有没有紫苏。我们先到院内,院内长满了杂草,找了又找,却一棵紫苏也没有。到了院外房屋后面,只见一大片紫苏有半人高,亭亭的秆,椭圆的叶片,淡紫色的小花,贞静安然。这些紫苏相比周围的杂草明显清新脱俗、生机蓬勃充沛,简直是时光中不变的精灵。叶片嫩绿嫩绿的,像乡村女孩一样新鲜、洁净、青春不羁。偶尔风吹过,会露出叶片底下藏着的一分淡紫,有点优雅,有点寂寥,有点矜持,又有点高贵,就好像朴素的乡村女孩心中的那份天然的追求与执着在闪光。

微风轻轻掠过,看到这一片美丽的紫苏,在阳光下似乎变成了一片紫色的云雾正冉冉升起。我们有点不敢相信地跑过去,捧起叶片深吸一口气。没错,就是这样的味道,婉转轻盈的清香,能让人每个细胞都为之起舞的馨香。这也是只有紫苏才有的独特的味道。这些可爱的紫苏,还认识我们吗?在我们逃离故土的日子,你们就是这样年复一年,日复一日地在等待,在守护着我们的家园吗?

哥嫂两人心满意足地带着新鲜的紫苏和刁子鱼,坐上了飞往北方的航班。第二天侄女就在网上说,真是太神奇,喝了紫苏鱼汤后就感觉舒服很多。我说其实也不奇怪,紫苏梗原本

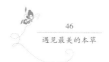

就是一味安胎的中药，能宽气温中，和胃止呕。它曾用名"紫舒"，就是让人舒服的意思。

相传东汉末年，名医华佗在一家酒店巧遇一群青年正在比赛吃螃蟹，空的蟹壳堆了一大堆。华佗上前劝他们说："吃多了会闹肚子，还可能有生命危险。"但这群青年不听他的劝告，大吃不止。

当天，这群青年和华佗都投宿在这家酒店里。半夜，吃螃蟹的几个青年大喊肚子痛。当时还没有治疗这种病的良药，华佗非常着急。忽然，华佗想起一次他在采药时，见到一只小水獭吞吃了一条鱼，肚子撑得像鼓一样。它一会儿下水，一会儿上岸，显得很难受。后来，它爬到岸上，吃了些紫色的草叶，不久便没事了。华佗想，那种紫色的草叶能解鱼毒，一定也能解蟹毒。于是出去采了那种紫色的草，立即煎汤给几个青年服下。过了一会儿，几个青年的肚子果然不痛了。华佗为了记住这种草药，就给它取了个"紫舒"的名字，意思是服后能使腹中舒服。因为字音相近，又属草类，后人就把它称作"紫苏"。

紫苏是我国原产。两千多年前，中国最早的词典《尔雅》曾这样记述："取紫苏嫩茎叶研汁煮粥，长服令人体白身香。"这样的描述太有诱惑力，让后人常常对紫苏产生无限遐想。幸好紫苏确实有过人之处，一点也没有让人失望。

就说紫苏叶和梗吧，最大的优点是解表散寒，理气宽中，解鱼蟹毒。受凉感冒的时候用开水冲一杯浓浓的紫苏叶水，再捂上被子睡一觉，醒后就会一身轻松。紫苏配鱼也缘于它的这

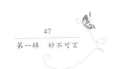

些特性。古人最善于创造，在我国汉代时就有一道名菜叫作"鲤鱼片缀紫苏"。光看这名字就能想象到它的漂亮与美味。现代的日本生鱼片和韩国料理、意大利细面也纷纷用起紫苏叶。

早前一位儿时的女友去日本读博，在电话里说日本的生鱼片真有特色，每一个盘子里都会放上几片又香又漂亮的叶子，包着生鱼片一起吃，看着就是优雅。我笑了起来，说："你真是崇洋媚外的典范，那叶子不就是我们小时候天天能看到的紫苏吗，配刁子鱼天天吃的，你都忘了？"女友恍然大悟，也大笑起来："难怪看着那么眼熟，是他乡遇故知呢。"我说："可不是，紫苏可不是一般的植物，和你差不多，也是入得农家小院，进得西洋学堂，堪称大俗中的大雅吧。"

紫苏子也有妙用，中药名叫苏子。古时人们用来做枕头或是榨油，据说此油点灯可以明目提神，满屋药香。油灯我没用过，可苏子却是常用，用时会配上莱菔子和白芥子。这也是中药方里赫赫有名的"三子养亲汤"。老年人老慢支，又咳又喘，不思饮食，上气不接下气时，来上一碗，气马上就会顺了，呼吸也就立马通畅，饭也能咽下去。苏子如子，知恩图报。

常常在想，汉代枚乘在名赋《七发》里记录的那一盘"鲤鱼片缀紫苏"究竟是什么样的，是人生最繁花似锦的那一段时光吗？

甘草

天下谁人不识君

只要提起中草药，大概每个人都会条件反射想到一个字——苦。中药确实大多数都是有些苦，而有一种草药，却是例外，那就是甘草。甘草，顾名思义，甘即甜也，因其性平味甘，故又被称为美草、蜜甘。

嗓子痛泡几片甘草代茶，咳嗽含几粒甘草片，可能好多人都对甘草的味道并不陌生。甘草本身便具有清热解毒、润肺止咳、补益中气的作用。

说到此，如果你以为甘草不过就是一种味道甜美清热解毒的小草而已，那可就错了。甘草可不是一般的中药，翻开中医院里每天开出的处方，至少有三分之二的方子里都会看到甘草的身影。甘草入药，有着两千多年的历史，在南朝时即被医药学家陶弘景尊称为"国老"。唐代医家甄权也说："诸药中甘草为君，治七十二种乳石毒，解一千二百般草木毒，调和众药有功，故有国老之号。"

国老是什么？国老就是良相。前有管仲、诸葛亮、狄仁杰，后有张居正、曾国藩等等，个个都是文韬武略一人之下万人之上的人中俊杰。而一株甜美的小草居然能够被尊称为国老，不能不让人称奇。这就是因为甘草有着独一无二的功效：调和诸药。

中药有四气五味之说，这其实就和人的性格一样，指的是药物的个性。有的药为热性，脾气火爆，比如附子、干姜；有的药太过寒凉，会伤脾胃，比如知母、石膏；有的药峻烈刚强，会致腹泻，比如大黄、芒硝；有的药补性特强，比如人参、当归；还有的药有毒性，比如乌头、巴豆等。而甘草则具有最温和平稳的个性。和热药同用，它可以缓解热药的过热之处；和寒药同用，它可以缓和寒药的过凉之处；和补药同用，能缓和补力，使作用缓慢而持久；和寒热相杂的药物一起使用，可以协调其持平；和有毒的药物同用，可以缓解其毒性。

所以不论名贵或是寻常，是个性刚烈乖张还是冷峻阴郁，只要和甘草在一起慢慢煎熬，都会变得温和平缓，易入脾胃，达到最佳效果。甘草如和风细雨，无形之中就把它的甘平之味慢慢渗入，润物细无声。

明代陆粲《庚巳编》记载了这样一个故事：御医盛寅有一天早晨刚进御药房，就感到头痛眩晕，随即不省人事。由于事发突然，周围的人皆束手无策。消息传出，有一位民间医生自荐为盛寅治病，取中药甘草浓煎后令其服用，不久盛寅便苏醒过来。其他的御医颇感惊奇。这位民间医生解释说：盛御医因

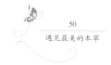

50

遇见最美的本草

为没有吃早饭就走进药房，胃气虚弱，不能抵御药气郁蒸，中了诸药之毒，故而昏厥。甘草能调和诸药之性、解百药之毒，所以服用甘草水后他便苏醒了。

小小的甘草何来如此能量？我曾带着这样的疑问走近甘草。

没想到甘草竟然生长在内蒙、山西、甘肃等地的沙漠边缘，荒芜苍凉之地。在沙窝里，一丛丛，一簇簇，耐着高温，耐着风沙，只要有一丝希望，它就顽强地展开叶片。圆圆的叶片在荒凉之中看起来是那么碧绿青翠，恬淡自然。风吹沙尘让它的身姿变得纤弱矮小，不过几十厘米，可它的根却足有三四米长。又细又直的根质地坚实，柔韧无比，深深地把自己扎入沙子之中。因为顽强与坚韧，低矮的甘草和高大的胡杨一样，是沙漠里抵抗沙尘暴最有力的屏障。

甘草的甘甜，竟然是来自于这样艰苦卓绝的环境，甘草内心的温和与平静，原来都是在这高温、严寒、风沙的磨砺之后。甘草实在是当之无愧的和平使者。不论自己有多苦，奉献出来的都是一缕缕沁人心脾的甘甜。无私地奉献自己，全心全意地成全他人，让万事万物和谐相处。如果没有一颗仁爱、忠厚、慈悲的心，怎么可能做到这些呢！

《本草纲目》总结得最好："盖甘味主中，有升降浮沉，可上可下，可外可内，有和有缓，有补有泄，居中之道尽矣。"看到此，不禁想到孔子当年因为看到人类不断地争斗、对抗、流血、陷于连续不断的苦难灾祸而不能自拔时发出的感慨："中庸之为德也，其至矣乎！民鲜久矣。"

两者实在是有异曲同工之处。甘草可能代表的就是孔子所说的最完美的中庸之德。有许多人质疑中庸是折中调和，没有原则。辛弃疾当年也曾在《千年调》里说道："寒与热，总随人，甘国老。"他用甘草可以随处入方，不拘主药寒热温凉皆能配合协调的特点，来隐喻那些俯仰随流、八面玲珑的世俗小人，来讽刺那些"你好我好大家好"，不分善恶是非，万事调和的官员。

事实上甘草绝非如此。甘草的寒热随人，是为了使各种不同特性的药物能得到和谐统一，综合众药为一个整体，从而在治疗中发挥出更好的功效。即便是它的甜味，也是实实在在的甜，绝不是裹上一层糖衣故作温柔的甜。它或多或少都能缓和汤剂的苦涩，便于病人入口。药界的国老，甘草做得名副其实，劳苦功高。

甘草带给我们的是始终如一的甘甜，是如沐春风般的温暖。自己美，还把美奉献给大家，这样的美才能称之为大美。"各美其美，美人之美，美美与共，天下大同。"一枝独秀不是春，百花齐放春满园。

现今社会，提倡和谐。但物欲与精神的冲突，让很多人保持着"事不关己、高高挂起"，"各人自扫门前雪，莫管他人瓦上霜"的心态。由于人性淡漠引起的事故更是频有发生，更让我越来越从内心深深感觉到甘草品格的可贵。在我们的身边，有甘草一样情怀的人，惜之太少。

试想，如果大家都能效仿甘草，胸怀仁爱与厚德，这个世界，会是多么美好！

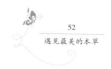

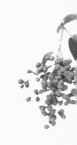

第二辑

相见欢

在二十四节气中，夏至和冬至遥遥相望，秀美的旱莲草和纯情的女贞子自是无缘相见。可是，在国粹中医学里，夏至的旱莲草邂逅了冬至的女贞子，竟然变成了绝妙的中药"二至丸"。

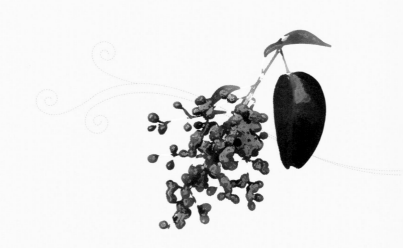

二丑
朝颜朵朵为谁开

　　七月的清晨，天色微明，雾色迷濛。情人刚走，女子正睡得香甜。淡紫色的外衣斜斜地盖在头上，丰饶的青丝婆娑而出。身上是杏黄色单衣，暗红色生丝裙裤，长长的腰带从衣衫下面伸出来，真似一朵近午时的紫色朝颜。这时，却来一男子在细格子窗前偷窥，且情不自禁探身进来说："想来必是特别令你留恋的晨睡吧？"女子惊醒见其不像坏人，遂回道："只恨赶在露晞前离去的人哟。"原来这个男子也是从情人处幽会刚出来，路过这里，心里想着趁牵牛花上的晨露未消之前赶快回家给情人写封情书，脚下却又蹍进这里。——深夜，看到清少纳言的《枕草子》"七月天热"里这一幕，不禁笑出声来。笑着笑着竟流出了眼泪。看这些男子都是多么的薄情啊！没想到既不浪漫也不幽默的日本人在平安时代的男女情事还有这样的约定：男方投宿于女家，天明以前必须返归，归后须修情书示爱。幸好这位女子的情书及时送到，浪荡的男子终于想起，自己的情书还未写呢，只好离去。

外面晨曦里的牵牛花此时开得正好，露珠还在。

秋赏菊，冬扶梅，春种海棠，夏养牵牛。日本人最喜种牵牛，还美其名曰"朝颜"，即清晨的美丽红颜。因牵牛花只开半日，这名字真是起得极美，温文端丽。日本人很怪，喜欢的花几乎都是这一类，绚烂而脆弱，盛大而短促，可能是想用瞬间的美来提醒人们怜惜与珍惜生命吧。在日本，春天看樱花，夏天就是看朝颜。七月，朝颜是日本的风物诗。七月七，是日本的朝颜庙会。几万盆朝颜，近百个品种，一起摆了出来。清晨，那一大片姹紫嫣红，姿态万千的美丽红颜聚在一起，该有多美丽，多壮观！庙会结束，家家户户的庭院里又多了一盆与众不同的朝颜。

中国人似乎极少种牵牛。我所知道的只有梅兰芳和齐白石。梅兰芳种牵牛是从去过一次日本开始，齐白石则是受徒弟兼好友梅兰芳的影响。梅大师从日本带回几十个品种，种了满院。每天早上和牵牛花比谁起得更早，和小喇叭比谁的嗓音更高。梅兰芳嗅花香，侧着身子，仰着头，"卧鱼"的身段就这样出来了。瞬间大师变成了那个台上醉酒的杨贵妃，风情万种。齐白石种牵牛更画牵牛。他赠给梅兰芳牵牛花的画，还题词："百本牵牛如斗大，三年无梦到梅家。"瞧这两位，一个把朝颜入戏，一个把朝颜入画，也算是顶级的"牵粉"了！

我记忆中的牵牛花，都是野的，吹着小喇叭，开在童年的篱笆墙。去年爬山时偶遇已谢的野牵牛，顺手撸了几粒

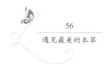

遇见最美的本草

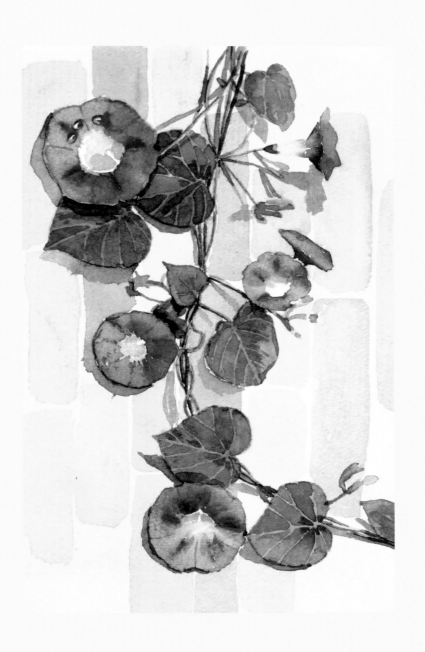

籽，回来撒进花盆。没想到，今年竟然发芽了。果然是野花，性子野得很，几天就爬满了阳台。防盗网都成了它的画纸，在上面恣意地东涂西抹。先是一片绿，碧绿碧绿的底子，然后就在这底子上织花朵儿。真是朝颜呢，凌晨四点钟就起床，小心翼翼地迎着阳光，这儿一朵，那儿一朵，白色的、红色的、紫色的……小阳台变成绿色的卡通城堡啦！

一清早，推开门，一群花儿就呼啦啦地围上来，笑眯眯地打招呼："早上好！"多美啊！恍惚又跨进了童年的小门槛，空气清新，时光烂漫，岁月无邪。想起日本的那首小诗：早上去汲水，朝颜绕井绳，惜花不忍摸，邻家借水去。

儿时和外祖母一起去摘牵牛子。有黑色的，白色的，小米粒样的躲在花壳里。"黑丑、白丑，黑白丑就是二丑。"外祖母边摘边念叨。"哪里丑啊？"我甜甜地问。"牵牛花有牛，牛属丑，所以就是二丑。"外祖母说。"那牵牛花的牛在哪儿呢？"我又问。祖母笑着说："牛啊，过几天就会来的，有人服这二丑治好了病，就会牵着水牛来向它谢恩呢！"这二丑原来还能换牛啊，我瞪大了眼睛。

摘回家的二丑被祖母晒干，清清爽爽地装进了玻璃瓶。有一次，看到姐姐偷偷把黑色的二丑选几粒，又用酒瓶子轧得碎碎的，调上蛋清，涂在脸上，看起来很滑稽。我告诉姐姐："这可是二丑呢，你不怕变丑啊？"姐姐不理我，可又怕我告诉妈妈说她浪费鸡蛋，只好小声说："你懂个啥，这能治雀斑。"祖母也会用二丑，只要我们贪吃肚子疼，上下不通时，祖母就会

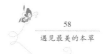

遇见最美的本草

倒出几粒，压碎，混着红砂糖要我们喝下。我总是不肯喝，怕变丑，可是又经不住红砂糖的诱惑，终于还是喝了下去。

现在，我也会用二丑了。整洁的中药房里，二丑一点也不丑，端端正正地躺在小瓷瓶里。小女孩吃牛排吃得太多，几天不通气，年轻的妈妈牵着她的手来了。我说，先用几粒二丑吧，这东西苦、寒，可不能给她吃得太多哦。妈妈点点头，小女孩脸红扑扑的，瞪着一双乌溜溜的眼睛看着我。她一定在想，这二丑是什么呀？我没有给她解释，我相信，总有一天她会明白。从朝颜到二丑，等走过这一段距离，她自然就会慢慢明白啦。

看日本画家喜多川歌麿的浮世绘，身着和服的美人要么手持牵牛花团扇，要么纤纤玉手捧着一小盆牵牛花。真是花美人更美，花衬人，人映花。美人一个个都是那样的娴静温婉，楚楚雅致，怎么看都看不够。再回头看看我阳台上的牵牛花，八九点钟，阳光清丽，雾露刚散，也是一朵一朵大而绚丽，开得忘乎所以。太阳越来越热烈，花儿也快谢了吧，一瞬也是美的，何况并不止一瞬。所有的五彩斑斓都将归于朴素的黑白。尽管什么都明白，可我的心里还是充满忧伤。朝颜朵朵为谁开呢？千万别遇上那些薄情的男子！

女贞子与旱莲草

二至九

夏至，是采摘旱莲草最好的一天。

在田间、沟边、湿地、河畔等潮湿肥沃的地方，旱莲草已生长得郁郁葱葱，枝叶茂盛，足有二尺多高。热风吹来，大片枝条一起随风摇摆，忽左忽右忽前忽后，像是在跳整齐的健美操。

细看，一株株旱莲草生机勃勃，纤长秀丽，如健康活泼的美少女。紫红色的中空草茎或躺或立；卵圆形的叶片对生，碧绿饱满，丰肥滋润；一朵朵白色小花如天上的小星星，冷不防地挨着叶片钻出来，像少女在调皮地眨眼睛。

忍不住扯两根在手，却是异样的光滑柔软，枝条如少女温润的小手般柔弱无骨，叶子如锦缎般的温和细腻。旱莲草的落花也很有意思，花盘仿佛一个个袖珍的向日葵花盘，比芝麻还要小的旱莲草花籽整整齐齐地排列在花盘之上，轻轻一触，花籽便散落一地。难怪年年被采摘，而春风一起，仍然处处都是它纤美的影子。

旱莲草得名于形。李时珍在《本草纲目》有云："细实颇如莲房状，故得莲名。"名中"旱"字则是相对水莲花而言。旱莲草还叫"墨旱莲"和"鳢肠"。鳢，即黑鱼，原因是把它的茎叶揉碎后，会流出墨绿色的汁液。

因为汁液的特殊成分，它便成了一味非常有用的中药。小时候常常看到大人们收集许多旱莲草，揉挤出汁液，用来止血或调生姜、蜂蜜备服。有时一遍遍地涂抹在头发和眉毛稀疏的地方。便觉得这种草实在是很奇怪，还曾天真地想过，那些墨绿色的汁液会不会是旱莲草伤心的泪水？后来看《本草纲目》说它能"乌髭发，益肾阴"，看《唐本草》说旱莲草"汁涂眉发，生速而繁"，方解其意。

冬至，则是采摘女贞子最好的日子。

女贞子可不像旱莲草，它长在结实粗壮的树上。女贞子树四季常绿，枝叶茂密，适应性强，生长快而耐修，最宜做行道树。我家门前的街道两旁就种的是女贞树，五六月开出白色的小花，细碎而繁密，香气远溢。

小花一落，女贞子就开始慢慢地长出来了，刚开始是青绿色，长成黄豆大时，一点点变成浅紫色。当粒粒果实越来越饱满，渐渐乌紫发亮时，就差不多到了冬至，一年中最冷的时节。女贞树最美的时候在冬季。寒风萧瑟，别的树早已光秃秃，而女贞树则是碧绿苍翠，硕果满枝。

女贞子，顾名思义，它是属于女性的，成熟于冬季，坚贞，内敛，安静，和蜡梅一样不畏风寒，品格坚韧。李时珍在《本草纲目》中这样描述它名称的来历："此木凌冬青翠，有贞守之操，故以女贞状之。"女贞子的药用功效，《本草经疏》载："女贞子，气味俱阴，正入肾除热补精之要品，肾得补，则五脏自安，精神自足，百病去而身肥健矣。"

在二十四节气中，夏至和冬至遥遥相望，秀美的旱莲草和纯情的女贞子自是无缘相见。可是，在国粹中医学里，夏至的旱莲草邂逅了冬至的女贞子，竟然变成了绝妙的中药"二至丸"。因女贞子冬至日采，旱莲草夏至日采，合而用之，故曰"二至"。二至丸，专治肝肾阴虚之病症。女贞子禀天地至阴之气，冬至采之，果实熟透，味全气厚；旱莲草乃草本植物之精华，夏至采之，茎叶健壮，汁浓液足。两者配合制成蜜丸，更是事半功倍。

关于二至丸的来历，曾有一段有趣的故事：明末安徽地区有位叫汪汝桂的名医，从小体质较弱，弱冠之年，仍长得羸瘦单薄，但却聪明过人，诵诗及经史百家过目不忘，深得父爱。不料父患重病，医治无效，临终遗命："不为良相，且为良医。"汪汝桂遂弃儒习医，专心精研医书。由于他临证善于发挥，常独出新意，遇危殆之证，每能化险为夷，在当地颇有名气。但因汪汝桂多年苦读，加上先天不足，未到40岁便未老先衰，须发早白，头目昏花，时常腰酸背痛，浑身没有力气。

有一次，他带门生去采药，投宿寺院，遇到一位百岁老僧，此老翁耳聪目明，须发乌黑，步履矫健，便向其请教养生之道。

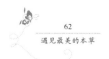

遇见最美的本草

老僧指着院中一株高大的女贞树说："取女贞子蜜酒拌蒸食即可。"汪汝桂反复琢磨，觉得很有道理，为增加疗效，他取滋补肝肾的墨旱莲配伍，将旱莲草捣汁熬膏掺和女贞子末制成药丸，试服了半月，觉得效果很好，便连续服用。半年后，完全恢复了健康，并显得精力过人，生机勃勃。

数年后，汪汝桂行医路过浙江丽水，探望寄籍在此的同乡好友汪昂。汪昂见他全无昔日的病容，显得光彩照人，颇感惊诧，汪汝桂便如实相告。汪昂家资富有，闲居在家，不免放纵酒色，亦有肝肾不足之虞，闻知赶紧如法炮制、服食，同样收到良好的效果。

汪昂素嗜岐黄之书，寻思着有生之年，做些流传千古之事，便以厚俸延聘汪汝桂。历时四年，汪汝桂著书4部。他将女贞子、墨旱莲疗肝肾不足一方，收进《医方集解》一书之中，称之为二至丸。不过《医方集解》刊出后，正式署名的作者却已是汪昂了。

如今，二至丸主要用于肝肾阴虚而致的头昏眼花，口苦咽干，失眠多梦，腰膝酸软，下肢痿弱，早年白发，舌红脉细等症。在临床上，只要是肝肾阴虚患者，都是屡用屡效。我曾遇到一个女孩，进了高三学习紧张压力太大，非常用功，天天晚上熬到半夜，两个月的时间头发白了很多，她妈妈特别着急来找我，我建议她服用二至丸，用了一段时间后明显好转，考上了一所不错的大学。

《红楼梦》中的妙玉，用梅花上的雪水泡六安茶，说这样

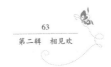

的茶方是极品。而坚贞如玉的女贞子浸泡于柔软的旱莲草墨绿色的汁液中，同样变得神奇无比。想必女贞子虽然外表坚强，内心却至阴至柔，遇到纯情的旱莲草，其真性情便发挥到极致。有时觉得这两位植物中的美女，如同白娘子和小青，崔莺莺与红娘，情同姐妹，气味相投。

现在，每年的夏至和冬至，我都会给自己放一天假，去采摘美丽的旱莲草和女贞子。然后，再选一个风和日丽的日子，把女贞子粉碎用黄酒蒸透，旱莲草煎煮过滤，最后配上熬好的蜂蜜，搓成一个一个光滑细腻的小丸子。这样亲手做出来的二至丸，真是特别香呢，看着已是一种享受。

赤芍与白芍

姊妹花

　　五月，当牡丹花雍容华丽地落幕，菖蒲正欣欣然展开翠绿的叶子时，芍药花便开始从容优雅地绽放。

　　碧绿的叶片之间，大朵大朵的芍药花俏立枝头。安静、婉约、妩媚、暗香浮动。粉红、乳白、淡紫、鹅黄平分春色。这哪里是一片花儿，分明是一群小仙女，娇嫩的花瓣柔情似水，绰约的身姿起伏有致，一颦一笑惹人爱怜，一俯一仰让人迷醉。

　　难怪从《诗经》开始，它就被当作情人节的"节花"。"维士与女，伊其相谑，赠之以芍药。"西方的情人节送玫瑰花，和有刺的玫瑰花相比，芍药花花朵鲜艳粉嫩，其娇羞之态，更显柔美动人。"有情芍药含春泪，无力蔷薇卧晓枝。"芍药才是真正的解语花。她不仅柔美如玉，楚楚动人，还是一味可以养血活血医治病痛的良药。

　　芍药一名的由来，《本草纲目》这样记载："芍药，犹婥约也。婥约，美好貌。此草花容婥约……故得药名，亦通。"在《本

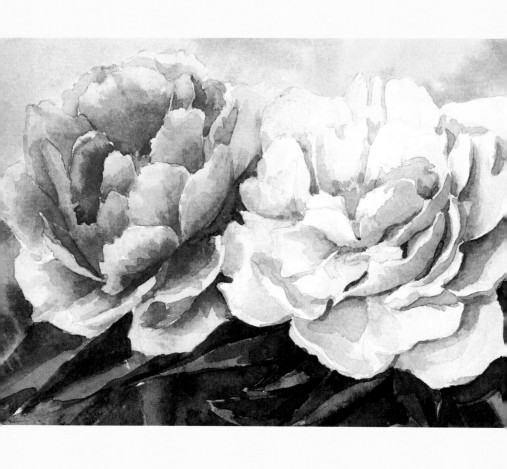

草纲目》中，因美好容颜而命名的草药，实在是绝无仅有。

民间关于芍药的由来，更有意思。传说牡丹芍药都不是凡间花种，有一年人间闹瘟疫，花神为救世人，盗了王母仙丹撒下人间。结果一些仙丹变成木本的牡丹，另一些仙丹变成草本的芍药。牡丹、芍药的根茎都可以入药，丹皮是顶有名的中药，杭白芍更是滋阴补血的上品。因此芍药又名"女科之花"。

因为不是凡间的药草，华佗也是久经波折才研究出它的疗效。有人从外地带给他一棵芍药，他就种在药园里。在仔细研究了叶花茎之后，却觉得没有什么药用价值。一天夜晚，他在灯下看书，忽然屋外传来女子的哭声。抬头望去，只见窗外月色中，一美貌女子正掩面啼哭。华佗推门而出，却不见其人，而那女子站的地方竟是棵芍药。华佗心中一惊，难道它就是刚才的那个女子？他看了看芍药花，摇了摇头，自言自语道："你全身上下无奇特之处，怎可让你入药？"转身回屋。谁知刚刚坐下，哭声又起。再去看时，啼哭声处还是那棵芍药。反复几次皆是如此。

华佗觉得蹊跷，叫醒熟睡的妻子。妻子说："药园里的一草一木，到你手里都成了良药，被你用来救活了无数病人。独有这棵芍药被冷落一旁。想来是你没有弄清它的用处，它感到委屈了吧。"华佗听罢说："我尝尽了百草，药性无不清楚，该用什么就用什么，没有错过分毫，对这芍药，我也多次品尝，确实不能入药，怎么说是委屈了它呢？"事隔几日，华夫人血崩腹痛，用什么药也不见好转，她便瞒着丈夫，挖起芍药根煎水

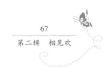

喝了。不过半日，腹痛渐止，又服了两日，病即痊愈。她把此事告诉了丈夫，华佗才意识到自己忘记研究它的根，着实委屈了芍药。后来他细致地研究了芍药的根，方为之称奇。

当地上的芍药花妩媚绽放时，地下芍药的根须则正吸收水土精华慢慢生长，三至五年就已入地三尺，盘根错节。这时的根茎粗细均匀，滋润饱满，是最佳的良药。

等到秋露起时，芍药早已花叶尽落，除去枝叶，从土中取出全部根茎，趁湿斜切成片，沸水浸煮，而后晾干，即可入药。

芍药的根有两种，一种是赤芍，一种是白芍。两者堪称姊妹花。赤芍是野生芍药的根，白芍是经过人工嫁接栽培后芍药的根。赤芍呈红色，略纤细清瘦，但筋骨硬挺；白芍则色泽白皙，根茎浑圆，触之清滑，带着温润的写意。

两者的作用也不尽相同。《本草正义》有言："益阴养血，滋润肝脾，皆用白芍；活血行滞，宣化疡毒，皆用赤芍。"

因其为"女科之花"，所以治女性疾病用之最多。我在临床上用它们医治女子月事不调时，大多是在月事之前用赤芍，以清热凉血，祛瘀行滞，缓解疼痛；月事之后则多用白芍，以养血柔肝止痛。而在治疗痛经、更年期综合征、孕前产后等疾病时，则视温凉寒热而调和应用。

用赤芍，恍若看到一个红衣女子翩然而至，热情奔放，带着乡野的清新气息。周身的血液也因之而活跃、激扬奔流。正可谓"艳艳锦不如，夭夭桃未可"。这样的美女其实就如史湘云。酒后香梦沉酣，醉卧芍药裀，头枕芍药花瓣，任由花飞一

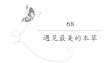

身，蜂蝶戏闹，手中扇子落地，也被落花掩住。这世上恐怕也只有天真可爱、开朗豪爽、仗义执言的史湘云才会有如此真性情的自然流露吧！

而白芍，则仿佛一位冰清玉洁，玉容端庄，温柔含蓄的女子从云端缓缓降落。眉目浅笑之间，已然抚平所有的忧伤。这样风姿婉约、从容安静的女子当属薛宝钗。看她对镜梳妆，从花儿盒子里取出一支白芍药，往髻上簪了。边画眉边问宝玉："这芍药和衣裳可配么？"其实哪里还用比呢，人面和花面相映之下，只有身心皆美如白芍般的女子才能如此美丽和谐吧！

女人如花，花如女人。每一位女子都想有芍药花一样的容颜。而女人又是水做的骨肉，只有月事通畅，血脉充盈，才能如花一样滋润妖媚。赤芍和白芍，这一对姊妹花，真是宛如上天派来呵护女性的天使。一个活血，一个养血，绝妙的配合，滋润着一张张不老的容颜。

在五月明媚的阳光下，再去看芍药，忽然明白，为什么芍药花朵只开在枝头？原来不是为了争艳，只是为了站得更高看得更远。为什么芍药花那么鲜艳？是因为她们的纤足之下，那些盘锦如玉的根就是一个源泉，"此爱绵绵无绝期"，源源不断地为她们输送着生命能量。

芡实与金樱子

水陆二仙丹

　　樊小竹是我的小学同学，也是邻居，隔一道墙，垫两个小板凳就能从我家小院翻到他家小院。名如其人，樊小竹从小就瘦，胳膊腿又细又长，像营养不良的细毛竹。名字是他爷爷起的，本义自然是想让他活出竹的精气神。她母亲为此经常抱怨。最让她母亲头痛的还不是名字，是尿床。只要有太阳的天气，他们家院子就会"放电影"，电影自然是樊小竹夜里画下的地图。因此，被我们起了个外号"地图册"。

　　樊小竹的母亲和我母亲最要好。一见他母亲晒被子，我母亲就深表同情："又尿了？"他母亲会皱着眉头说："不是啥，这孩子，没个头！"

　　"再弄点药试试。"

　　"猪尿泡蒸米饭，茴香炒猪肚，韭菜根，狗肉汤，该吃的都吃过了。这不，刚找毕瞎子看过，说是脾肾虚，要针灸，还给了一大瓶什么'仙丹'正在吃。"毕瞎子是我们乡里的赤脚

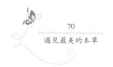

医生。

于是，每天一到午饭或晚饭后，就看见他在前面跑，他母亲在后面追，不是追着让他去针灸就是追着让他喝药。

"仙丹"好像很神。没多久，尿床竟然真的好了。再后来，他母亲又开始晒被子，则是在他升初中后。她母亲悄悄地对我母亲说："这次不是尿床，好像是在发育，有腥味。"我母亲也小声说："那是梦遗，如果次数多，也要喝点药。我们老大小时候也有过。"老大指的是我大哥。她母亲又小声说："问过毕瞎子，还要喝点那个'仙丹'。"

看着两个大人神神秘秘的样子，我对"仙丹"产生了强烈的兴趣，记忆深刻。

后来，学医学到"水陆二仙丹"一节，书中写道："本方出自《洪氏经验集》，由芡实末、金樱子膏制为小丸，盐汤送服。用于治疗肾虚所致的男子遗精白浊、女子带下，以及小便频数、遗尿等症。"恍然大悟。原来毕瞎子的"仙丹"就是由此而来。

芡实和金樱子又是何方神圣，竟能叫水陆二仙？

细究起来，真是让人失望。芡实原来就是母亲厨房里经常用来勾芡的"芡"，金樱子就是后山上有点甜，带小刺的"倒挂金钩"又叫"山鸡头子"的野果子。

这两个应该是被父母分送在两个地方养大的孪生姐妹吧？

一个变成水塘的睡莲，一个变成陆地的蔷薇；一个生长在南方温柔的水乡，一个成长在荒野乱石之山坡。就这么互不相干的两个，跋山涉水，不辞劳苦，跌跌撞撞地就奔向一个小丸子里，不是姐妹，会这样吗？

若是论名气，芡实可比金樱子有名得多。芡实是苏州有名的美女。"苏州好，荇水种鸡头，莹润每凝珠十斛，柔香爱乳盈瓯，细剥小庭幽。"鸡头就是新鲜的芡实，晶莹、粉嫩、半透明、软糯有弹性，还有沁人的清香，以苏州荇门黄天荡出产的为最优。用来做汤，汤清见底，香甜软糯，好吃又滋补，没人不喜欢。七八月，吴农肩荷小担上市，街头巷尾都是吴侬软语叫卖声："阿要南——荡——鸡头——嗯……"悠扬如歌的吆喝，不知唤起了多少老苏州人的记忆。

芡实含蓄、贞静、保守得近乎偏执。三月，芡实的叶子浮出，碧绿、清幽、圆润，如荷叶一样一日比一日宽大，可她就是不肯走出水面，像荷叶那样亭亭玉立。她学睡莲，懒懒地躺在水面。可长着长着，又变了，叶面全是皱褶。就好像原本宽大飘逸的绿裙子被放在箱底压得皱巴巴的才拿出来穿上，看得人心里着急，恨不得扯下来给熨烫妥帖。可任谁也不敢扯，因为那皱巴巴的衣衫上还长满了刺，根本不给人亲近的机会。

五六月，终于藏不住，紫色的小花朵冷不丁就从水面上冒了出来，这儿一朵那儿一朵，池塘一下子就变得生动起来。只是花苞包得严实，开得也内敛，似乎攒足了劲，却怎么也赶不上莲花那么大那么招摇。还好，花儿一瓣一瓣来得精致，小家碧玉般的玲珑，刚开时羞涩如鸡喙，开全后则很漂亮，像缩小版的紫莲花。

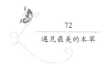

遇见最美的本草

别看花儿又小又漂亮，想采一朵可不那么容易，因为花苞上也是刺，浆果成熟后更是浑身是刺。采芡实得有专门的工具，剥皮也是，要小心地操作，不然就会带来阵阵尖叫。也许正是因为这样的来之不易，看到一粒粒珍珠样的芡实，才会更加惊喜和珍惜。

芡实味道甘甜微涩，可做美味的汤、菜和糕点，更多的是药用。《本草纲目》曰："芡实，主治湿痹，腰脊膝痛，补中，除暴疾，益精气，强志，令耳目聪明。久服，轻身不饥，耐老神仙。"

当芡实羞答答地在水塘里开花的时候，山坡上的金樱子则像个假小子，正躺在泥土里大大咧咧地睡大觉。待发芽时又像个没梳头的野丫头，枝和叶长得凌乱，这儿一簇那儿一簇。花开得倒不马虎，五个花瓣，纯粹的白色，在一大片绿中特别清澈明亮。果就不行了，全是花托发育成的假果，坚硬，金黄，长不大，像鸡头，又像盛酒的金罍，故叫"金樱子"。

除了果实都像鸡头外，有一点金樱子和芡实最相似，那就是浑身是刺。花不能采，果也不能轻易摘，稍有不慎就会被"倒挂金钩"。这可能就是她们姐妹的独特个性。新鲜的金樱子也很甜，像蜂糖罐子，可生吃，可泡酒。可惜因为是假果，砸开不像芡实那样一粒粒珍珠样的饱满。幸好药用价值依旧。《本草纲目》上写道："金樱子，主治脾泄下痢，止小便利，涩精气。久服，令人耐寒轻身。"

一个娇嫩，一个结实；一个细腻，一个粗犷；一个益精，

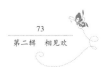

一个涩精。这两姐妹配合得真是天衣无缝。

不知道宋代的洪遵老先生当初是怎么让她们姐妹俩重逢，经历了什么样的曲折。这和许多失传的秘方一样，也成了千古之谜。

前几天同学聚会，又遇樊小竹。喝酒时大家都打趣："小竹同学，你少喝点，不然回家又是一幅世界地图。"小竹早成了大竹，又高大又结实，全无一丝羞涩，回道："会画地图的才聪明，看人家莫言，小时候就经常画地图。"好像还真是这样，樊小竹也聪明得很，现在是我们这儿一所重点初中的校长，管着几千号师生，成天脸红红的，脖子挺得直直的，像一只时刻准备打鸣的雄鸡。

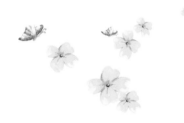

银杏

千年老妖

　　进了十月，随州银杏谷的银杏叶子也该黄了。这几年，每一年的秋天我都会去看看。人生的旅途，说长也不长，说短也不短，我不想错过每一次精彩。

　　今年去的有点晚。等我到的时候，叶子已经落了一地。看盛景的人很多，看叶落的人却很少。大约是因为刚下过一场雨，偌大的银杏谷里几乎没有什么人，难得的静谧与安宁。这一刻，所有的银杏好像都是属于我的，在与我共赴一场绝美的约会，这突如其来的惊喜还真让我有些手足无措。

　　繁华落尽，处处都是金色。脚下金色铺满山谷，是岁月流金般的地毯，树上金色装点枝丫，是高贵奢华的锦衣，秋日的长空青蓝青蓝的，让这金色变得更加辽阔和高远，似乎蕴藏着一种无穷无尽的苍茫。据说这银杏谷中的树少者几百岁，多则几千岁，每一株都历尽沧桑，可以书写一部传奇。我相信。活了这么多年，该见的都见过了，该经历的也都经历过了，一部传奇算什么，十部传奇也是担得起的。

银杏树本身就是一个传奇，它是植物里的活化石，而我常常觉得它更像植物里的"千年老妖"。1945 年日本广岛被原子弹轰炸，四野一片焦土和瓦砾，寸草皆无。第二年春天，从寂静的焦土中竟然钻出了一片绿叶，它就是银杏。这样的生命力已经超乎想象。可怕的核辐射都能无视，非神即妖吧？是植物就要开花结果，银杏也不例外，可它的开花与结果却很诡异。就说开花吧，二月开青白色小花，成簇，在夜晚二更时段突然开放，开完即谢，比昙花还快。人若想见，那整个二月都不要睡觉，夜夜守在树下，还得目不转睛地盯着呢。要看它结果，等得更是心急，最少要二十年，还只是少量，四十年以上才会果实累累。一个人至多也就是百岁，谁愿意用半辈子的时间去等那一粒银杏果呢？

我以为最诡异的还是那叶子，形美如雕塑，脉络似经纬，每一片都堪称经典。一到秋天就开始变色，黄得那么通透那么盛大，是天地之间巨幅的油画，是惊心动魄的史诗，是可以流传的神奇篇章。苏东坡在河南净居寺的一株银杏树下说："四壁峰山，满目清秀如画。一树擎天，圈圈点点文章。"在苏东坡的眼中，一株银杏就是擎天柱，一粒果就是一篇文章，若让他看到这绚丽壮观满谷飘舞的落叶，该有多少诗赋在其中！

在襄阳的米公祠内也有一株银杏，五百多岁。有一段日子我痴迷米氏云山和碑帖，抽空便去祠内观摩。看米芾刷字如天马脱缰，变幻莫测，字里行间却又骨、筋、皮肉、脂泽、风神

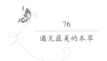

遇见最美的本草

俱全，越看越妙。回头再看自己的书画，却是越看越伤神。也是一个秋日，在银杏树下小憩，恰逢一阵疾风骤雨，瞬间银杏树便沙沙作响，黄叶在风中狂舞，仄仄平平，抑扬顿挫，章法竟如行草，长句连着短句，停停续续，癫狂状如米疯子。猛然醒悟，那米芾大约也是妖，银杏一样修行千年的老妖。

不知不觉已近黄昏，准备出银杏谷时遇到一对老夫妇在卖银杏和拐枣。老太太黑而瘦，灰棉布衣，安静地坐在那里。老爷子白白胖胖，中山装笔挺，表情庄重而严肃，老革命一样踱来踱去。拐枣很少见，不好看，灰不溜秋，曲里拐弯，真有点像老太太的小拐杖。吃起来味道还不错，甜甜涩涩的，据说营养很丰富。银杏倒是新鲜饱满，高兴地买了几斤。趁着买东西的机会一问，老爷子果然是从城里退休回来的老干部，很健谈。他说自己在城里工作了半辈子，老太太在农村种地带孩子辛苦了半辈子，老了才团聚。

"老爷子，您多大年纪了，退休后为什么不搬到城里去住呢？"我笑着问。老爷子爽朗地一笑，挥起手臂指着银杏谷说："才过九十大寿呢！有这样的风水宝地，我还会去住城里！"已经九十了啊！还这么硬朗，我可真是万万没想到。"文杏栽为梁，香茅结为宇，不知栋里去，当作人间雨。"若是有这样的家园，我也愿意待在那里，哪怕地老天荒。

我注意到，老爷子说话的时候，老太太一直是安静地，微微笑着，崇拜的眼神，光圈一样跟着老爷子在游走。这目光让我想起了安徒生的童话《老头子总是对的》里的那个老太太。

无论什么时候，老头子总是对的。我喜欢这样的老太太，认准了就不回头。这是一种成全，也是一种生活的智慧，看起来很傻，却离幸福最近也最长久。

临走时，老爷爷和老太太异口同声地交代："这银杏果，有毒呢，少吃点！"我笑了。从医多年，我当然知道银杏果是有毒的。这世上美好的东西很多是有毒的，比如时光、爱情……样样都是有毒的。时光会夺走人的容颜乃至生命，爱情会让人伤痕累累……万事万物都有阴有阳，有正有邪。时珍说："白果，熟食，小苦微甘，性温有小毒。"而后又说"敛肺气、定喘嗽、止带浊、缩小便"。这当是以毒攻毒，以邪治邪吧！

天地空旷，回首告别，忽然发现，有这一片金色的银杏为背景，老爷子和老太太也是一幅画呢，他们是那么的自然那么的默契那么的和谐！落日一样温暖，秋叶一样静美。希望他们也可以和这银杏树一样健康长寿！

依依不舍。晚风吹，又有一层黄叶开始飘落，我伸出双手，竟然接住了一片，攥手心里，清凉的情意，在手中弥漫。"去年我何有，鸭脚赠远人。"当年梅尧臣用这鸭脚一样的银杏叶赠送给千里之外的欧阳修，收获了珍贵的情谊。我宁愿相信，这一片，也是银杏树赠予我的礼物。这满地的黄叶啊，真是奢侈了这一方土地，收纳了这么多的情意！

相见欢 吴茱萸

　　儿时嘴馋贪吃，闹过不少笑话。有年夏天，村里来了一个小伙子卖冰棍。大人不在家，我自作主张拿了五个空酒瓶外加两个鸡蛋换回十根冰棍。十根冰棍啊，太解馋了，一会儿工夫就全进了我的小肚子。到了晚上，肚子里的冰棍开始发威。头痛、恶心、呕吐、吃什么吐什么。到了第二天就更严重啦，又吐又泻，缩成一团，上气不接下气。母亲慌了，让在外做工的父亲快点回来。父亲一看就说，没事儿，这是掉进吴茱萸汤证里了。母亲开始麻利地煎药，一把吴萸、两把红枣、三块生姜、四条党参。父亲说，本来要用人参的，可惜没有，只好用党参代替。

　　药汤放至温热，受够折磨的我听话地双手抱起药碗喝进一大口。谁知刚入喉"哗"的一声又吐了出来。太难喝啦！苦、辛、辣、臭，说不清是什么怪味。这味道喝一次就再也不会忘记。无论如何也不肯再喝。母亲自然不依，捏起鼻子，强硬地

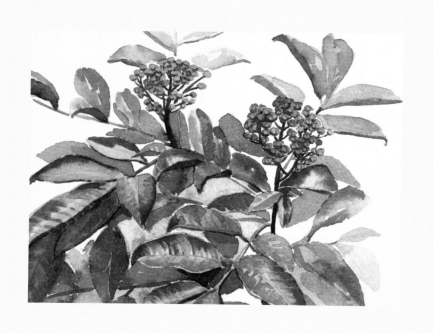

给灌了进去。药一进去，没多久就头晕目眩，口干舌燥，昏昏沉沉地睡了过去。醒后方知，又捡回一条小命。

　　吴茱萸于我并不陌生。俗称臭辣子树，在我们村子西的水井旁就有一株，很粗，一个人勉强能抱住。树不高，树叶皱巴巴的，三月树梢开紫红色细花，入秋变成小红果，一簇一簇，像举在空中的小火把，很好看，但走近后有辛辣刺鼻的气味。树叶、碎花、小果常常会被风吹进井水中，打水时要捞半天，很讨厌。问大人为什么不把这污染水的树砍掉，大人们却说我们傻，不懂事。据说很多年前村里流行瘟疫，后经高人指点才在井边种上此树。叶落井中，可辟鬼魅，除瘟疫。

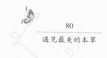

九月九日这一天，吴茱萸树下最热闹。采茱萸，长竹竿绑着弯镰刀，老人和小孩居多。一簇一簇的茱萸果子都被勾了下来，鲜红鲜红的，很诱人。一家分一大堆，可惜不能吃。有老人把茱萸枝也掐几枝，插在头上，一路摇摆不停，看着非常有趣。"避恶茱萸囊，延年菊花酒"，采回来的茱萸被缝进小布包是谓香囊，妇女儿童人人发一个戴在胳膊上。没用完的茱萸阴干，随用随取。村里有小孩受风肚子痛，用茱萸粉调黄酒贴肚脐。还有用茱萸粉调醋贴脚心，治流鼻血、扁桃体发炎、口腔溃疡的，是谓引火归原。我见父亲用得最多的是做"吴茱萸膏"。先把风干的茱萸捣碎，压成粉末。再把凡士林加热，变成滚烫的液状后，倒入茱萸粉使劲搅拌。搅匀放冷后就是"吴茱萸膏"。治湿疹，溃烂、流水的皮肤病都非常好，治"香港脚"也很有效。

九月九日采茱萸，最早见于南朝梁人吴均所作志怪小说《续齐谐记》："汝南桓景随费长房游学累年。长房谓曰：'九月九日，汝家中当有灾。宜急去，令家人各作绛囊，盛茱萸，以系臂，登高饮菊花酒，此祸可除。'景如言，齐家登山。夕还，见鸡犬牛羊一时暴死。"据说点拨桓景渡过此劫的费长房学过医，能辨众药。

关于吴茱萸这个名字的来历，也有一个有趣的传说。春秋战国时代，吴茱萸原生长在吴国，称为吴萸。有一年，吴国将吴萸作为贡品进献给楚国，楚王见了大为不悦，不听吴臣解释，将其赶了出去。幸亏楚国有位精通医道的朱大夫追去留下

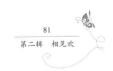

第二辑 相见欢

了吴萸，并种在自家的院子里。一日，楚王受寒而旧病复发，胃疼难忍，诸药无效。朱大夫将吴萸煎汤治好了楚王的病。楚王得知此事后，立即派人前往吴国道歉，并号召楚国广为种植吴萸。为了让人们永远记住朱大夫的功劳，楚王把吴萸更名为吴茱萸。

虽然被吴茱萸救过一次，可我对吴茱萸还是不待见，因为它的怪味儿。学医后，临床上常常遇到掉进"吴茱萸汤"症候群的病人：男人喝啤酒引起胃痛或疝气发作，女孩子受凉痛经，中年女性月子里受风头痛……让我惊讶的是，吴茱萸汤的效果特别好。无论是阳明寒呕、厥阴头痛、少阴吐利都作用神速，屡用屡效。只要是体内虚寒，不论哪条经络，它的辛、苦、热、辣都能迅速窜达病所，荡除邪气。自此，我开始对吴茱萸刮目相看。现代人体内虚寒的特别多。雪糕、冰淇淋、饮料、啤酒、空调、低腰裤、超短裙等等都是帮凶。特别是对于原本就属阴性体质的女性来说，温暖的吴茱萸简直就是不可缺少的"妇女之宝"。

离家在外工作日久，竟和大诗人王维一样，患了思乡病。在重阳之日会特别思乡。"遥知兄弟登高处，遍插茱萸少一人。"古人常于重阳之日，登高畅游，携茱萸女，插茱萸枝，佩茱萸囊，喝茱萸酒，吟茱萸诗，极尽欢娱之乐。再看古人之诗，茫茫的乡愁里竟似带有茱萸之温之暖。不知家乡水井旁的茱萸树是否还安在？"他时头似雪，还对插茱萸。"若是九月九日能再去采茱萸，也要"醉把茱萸仔细看"，还要掐一枝插在头上才好。

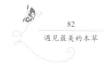

看记者采访著名的乡愁诗人余光中，年近八旬的老人，依然精神矍铄、活力四射、幽默辛辣。他说："镜破不改光，兰死不改香。"真是掷地有声。因生于九月九日，有人庆幸他生在这样一个"有诗有酒的日子"，他却说："在我的艺术想象之中，我生于那一天，那天登高好像是一种壮举，其实是避难，和书中记载的那个桓景一样。而我小时候又碰上了中日战争，因此我把它们联想在一起，我的生日根本就是一场延长的逃难而已。中国人又把自己的生日称作母难日，所以我把自己想象成'茱萸'的孩子。""茱萸的孩子"，好生动好贴切。看到此，想到自己从小喝着茱萸叶泡过的井水长大，又受过茱萸的救命之恩，何尝不是"茱萸的孩子"呢！

　　前几日，又近重阳节。朋友邀去登山，美其名曰"闲听竹叶曲，浅酌茱萸杯"。没想到，在山顶，朋友真的带去了酒，一瓶红红的茱萸酒。入口依然是辛、辣、刺鼻，可咽下之后，却犹如一股暖流注入脾胃，半晌之后还有芬芳的醇香在齿间萦绕，绵绵不绝。一杯未完，已经醉了。在他乡，和茱萸以这样的方式肝胆相见，是安慰，也是幸福。相见欢。

温暖 | 肉桂

　　那一次去岭南，是下了很大的决心的。说服父母，办妥
停薪留职，收拾好行囊，一路朝南。去了之后才知道，北方和
南方的距离有多远，理想和现实的距离就有多远。九月的南方
阳光灿烂，力邀我前往大展宏图的两名同窗却租住在一间不到
二十个平方米的地下室里，阴暗潮湿，终年不见天日。幸好，
地下室里是三颗年轻火热的心。室外不远处是一个小公园，白
天我们按各自分配好的任务分头出去，晚上约好在小公园内集
合。小公园里有一排桂树。桂树不高，但粗壮结实，褐色的树
皮粗糙凌厉，有明显剥过的痕迹。黄昏时金色的阳光一层层洒
在碧绿的叶片上，桂树显得异常敦厚、和煦，散发着暖暖的
香。我们各自倚在树上汇报当天的得失，更多的时候是诉苦、
思乡、发牢骚，然后又开始互相安慰、嬉笑、鼓励。有时会靠
在树上，闭上眼睛，在理想和梦幻中徘徊，竟也可得片刻的安
宁。恍惚中，以为是在故乡的肩头。

那一排桂树不是八月开花的桂树，是肉桂，南方特有。桂花很香，是木樨科，随风飘散，可染香深秋。肉桂也很香，却是树皮香，它是樟科，往里长，把香味收在皮里肉里，乃至骨子里。小时候看一古书上说，可入药的肉桂树，性格极为刚烈，杀气腾腾，为木中之金。若将一截肉桂木钉入一般树木的树干，树木随后便会枯死。看得人心惊胆战，以为肉桂树中一定住着一个妖怪，会装神弄鬼耍魔道。见到肉桂才知晓，最会耍魔道的不是树，而是人。

肉桂树上有三宝：桂枝、桂子和肉桂。成熟的肉桂都要忍受截肢、揭肤之痛。不仅不是妖魔，还是舍生取义的仁者，是该仰视的文天祥、苏武、颜真卿之辈。

三个异想天开，不知天高地厚的家伙，把岭南当成了自家的后花园，以为想种什么就可以种什么，想收获什么就可以收获什么。毫无方向地跑了一个多月后，什么手续也没办成，创业的理想还停泊在思维的港湾。有汗水，有泪水，有苦笑，也有欢笑。毕竟还年轻啊！我们一次一次地互相打气：学学肉桂吧，忍着，芳香总是在最后。

细嫩的枝条，剪下，切成寸长小节，晒干，是谓桂枝。桂枝生在树梢，细眉细眼，看似轻衣薄衫，不经风雨，实则不然。《伤寒论》里开篇就是"桂枝汤"，俗称天下第一方。医圣张仲景深谙桂枝风情，用其轻薄来解表发散，调和营卫，医治风寒感冒，用到极致。桂枝汤又衍生出几十个方剂，全是以桂枝为主打。若说张仲景是个导演，桂枝就是他的御用女主角，屡用屡新。问问中医系的，谁烂熟于心的第一个汤头不是桂枝汤呢！

那时候的我们充其量就是一根一根的桂枝吧。纤细柔嫩，毛手毛脚，什么都不懂。为了一纸批文，三个人轮换着，从药检局到卫生局，跑了不下二三十趟，每一次都是无功而返。可我们却从未怀疑过自己不是千里马，都把自己当成了主角，抱怨的只是这世上张仲景那样有才华的导演太少，千万年才一个呢！

转眼冬至，肉桂树枝头小小的桂子成熟，风霜洗过，黝黑发亮。常常会有一两个老太太拿着长长的竹竿去勾摘。老太太收桂子是有大用的。家有新婚的小两口，老太太炖汤时一定会放进几粒，然后偷偷地盛入新媳妇的碗里，再偷偷地看着她吃下。桂子桂子寓意早生贵子。余下的，小外甥小孙子不小心受寒胃凉时，老太太也会小心翼翼地捧出几粒，熬成汁，咕咕咚咚给他们灌下去，暖胃又暖心。

看老太太们摘桂子，特别想家。家门前那一排女贞树，女贞子也该成熟了，一嘟噜一嘟噜像黑眼珠眨呀眨，盼着我回去吧！

最负盛名的还是肉桂。油盐日子里，肉桂是香料。十三香、肉桂卷都是它浓郁、温暖的香味。圣经《出埃及记》里说："你要取上品的香料，就是流质的没药五百舍客勒，香肉桂一半，就是二百五十舍客勒，菖蒲二百五十舍客勒，桂皮五百舍客勒，都按着圣所的平，又取橄榄油一欣，按做香之法，调和

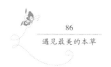

做成圣膏油。"这是神对摩西的晓谕，也是对肉桂之香最早的肯定。

中药房里，肉桂是最有名的药引。"引火归原"当是它的绝招。引肾之虚火，导龙归海。凡是体内真寒而体外假热之病症都可用肉桂。据载，肉桂与美女西施还有一段渊源。一日，美女西施抚琴吟唱自编的《梧叶落》时，忽感咽喉疼痛，遂用大量清热泻火之药，症状得以缓和。但药停即发。后另请一名医，见其四肢不温，小便清长，六脉沉细，乃开肉桂一斤。药店老板对西施之病略有所知，看罢处方，不禁冷笑："喉间肿痛溃烂，乃大热之症，岂能食辛温之肉桂？"侍人只得空手而归。西施道："此人医术高明，当无戏言。眼下别无他法，先用少量试之。"西施先嚼一小块肉桂，感觉香甜可口，嚼完半斤，疼痛消失，进食无碍，大喜。药店老板闻讯，专程求教名医。名医答曰："西施之患，乃虚寒阴火之喉疾，非用引火归原之法不能治也。"

可惜，无论怎样的努力，芳香还是没有坚持到最后。年关一天一天地逼近，我们心急火燎，却没有任何进展。骨子里一日比一日凉，若是让给西施诊治的那位名医诊治，估计也是要用上半斤肉桂的。

新年倒计时时，我们终于熬不住，决定撤退。在张灯结彩、熙熙攘攘的岭南大街上，低着头，似霜后的茄子，软绵绵地拖着大大的行李箱。经过小公园时，太阳刚出来，阳光洒在桂树上，枝深叶绿，星星点点的黑桂子点缀其中，桂树显得异常安静而美丽。不忍细看，匆匆走过，在心里默默地说再见。

那一年的火车，特别慢。那一年的冬天，特别冷。回到家里，蒙上被子，整整睡了三天。第四天，朋友约去喝茶。不说话，只是闷着头喝茶。茶杯很漂亮，茶很香，但我却品不出味道，低着头紧盯着杯子。沸水一冲，看茶叶茫然失措，一粒一粒地在水里突围，上下左右地挣扎之后终于浮出水面。皱眉锁面，惆怅满怀。水面上漂着一大片茶叶，如乌云浮在水面，徘徊良久，眼望无援，不得不无可奈何地落下，一片一片，舒展开来，静坐杯底。大抵很多人都有这样的经历吧，怀着青春的憧憬和梦想来到陌生的理想之地，却遭遇了一段意想不到的旅程。茫然、抵抗、不甘、疼痛，直至接受、释然、平和、淡定。激情与梦想呢，早已化作这一缕一缕苦涩而甘甜的香味了吧！半日过去，一壶一壶的茶水喝完，心底竟也慢慢地平静下来，似杯底早已舒展散开的绿色叶片，又恢复了俏立枝头时的鲜活与宁静。

告别的时候，才想起来问是什么茶。朋友拿出一个亮丽的大红色的盒子，金色的三个小字藏在封里，"肉桂茶"。泪水一下子就模糊了双眼。

无论何时何地，肉桂都是暖的，一卷一卷的温暖，带着泥土的暖，带着阳光的香。是亲人，是朋友，一程一程地温暖着我们人生的旅途。

菖蒲

诗意地栖居

　　有些植物，早已不单是植物，它生来似乎就是为了入诗入画入梦入人心的。譬如菖蒲，不见则已，见了你就会欢喜得不行，如伯牙抚琴遇子期，高山流水遇知音。

　　菖蒲二字，透着文雅，念在口中，亦觉清疏古朴，似闻草木之幽香。《吕氏春秋》说："冬至后五十七日，菖始生。菖者百草之先生者，于是始耕。则菖蒲取此义也。"《典术》载："尧时天降精于庭为韭，感百阴之气为菖蒲。故曰：尧韭。方士隐为水剑，因叶形也。"

　　菖蒲分几种，有生于沼泽湿地中的泥菖蒲，生于溪涧湖之畔的水菖蒲，生于高山水石之间，叶有剑脊，瘦根密节的石菖蒲。可入药者则只有石菖蒲，且以生于石上的一寸九节开紫花的为最佳。

　　九节菖蒲石上仙。一寸九节开紫花，自然是最美也最难寻觅。峻岭溪流处，明月松间照，一丛碧玉般清幽的小草，几朵

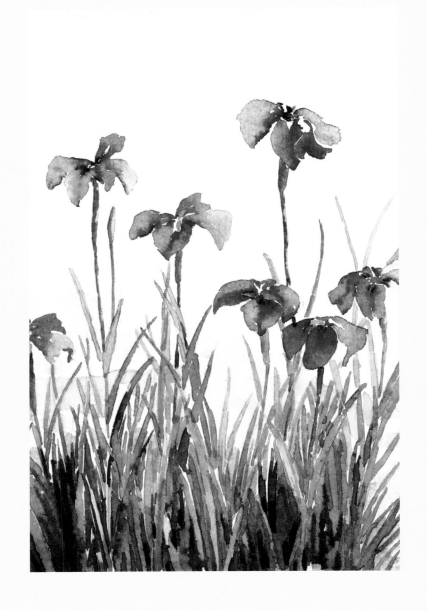

紫蝴蝶样的小花，有意无意中飘逸而出，一任清水照初颜。微风吹来，"三尺青青古太阿，舞风斩碎一川波"，如剑般碧绿的叶片开始翩翩起舞，整条山涧都灵动起来，芳香袅绕，清气袭人。有蜂蝶飞来，可一见那剑叶，又有点胆怯，踯躅不前。这就是难得一见的菖蒲花开。

菖蒲开花为吉祥之兆。据《梁书》载："太祖皇后张氏尝于室内忽见庭前菖蒲生花，光彩照灼，非世所有，后惊异之，谓侍者曰：'汝见否？'皆云未见。后曰：'尝闻见菖蒲花当贵。'因取食之，生高祖。"《后魏典略》说："孝文帝南巡，至新野，临潭水，两见菖蒲花，乃歌曰：'两菖蒲，新野乐。'遂建两菖蒲寺以美之。"于是有爱菖蒲花者专种菖蒲以待花开，可依然难得一见，遂自嘲曰"莫讶菖蒲花罕见，不逢知己不开花"。

古往今来，菖蒲知己何其多。唐宋时期，诗人画家无不以菖蒲为案头清供。郑板桥题画诗云："玉盎金盆徒自贵，只栽蒲草不栽兰。"李白一直欲得菖蒲，诗曰："我来采菖蒲，服食可延年。"杜甫诗赞："风断青蒲节，霜埋翠竹根。"苏东坡为种菖蒲，还专门研究了一套"附石法"。他在花盆中莳养菖蒲数年，忽开九花，人以为瑞。他非常高兴，写诗曰："无鼻何由识蒼卜，有花今始信菖蒲。"八十岁的陆游，晚年得一菖蒲如获至宝，把书房的假山搬走，只供菖蒲，诗曰："雁山菖蒲昆山石，陈叟持来慰幽寂。"鬼才李贺最为决绝，诗曰："九节菖蒲石上死，湘神弹琴迎帝子。"

说到爱菖蒲者不能不说薛涛和元稹。当年的才女薛涛居成都浣花里，一个独门小院，门前浣花溪边种满了菖蒲。送元稹《赠远》时写道："扰弱新蒲叶又齐，春深花发塞前溪。"千里之外的元稹在《寄赠薛涛》写下："别后相思隔烟水，菖蒲花发五云高。"多么炽烈的菖蒲情话！分别后的相思如那满庭的菖蒲疯长，两人的情事也如那紫色的菖蒲花一样清幽绝美，让人唏嘘千年。

文人爱菖蒲，皆因其"雅"。生于野外，芳香淡泊，不资寸土，不假日色，与碧水白石相伴。君子固雅。这样的"雅"刚好契合了文人的清与雅。

医者爱菖蒲，皆因其"醒"。一是"醒目"。古人夜读，油灯之下放盆菖蒲，除养心外还可养眼，因菖蒲可吸附微尘，免灯烟熏眼之苦。二是"醒脑"。菖蒲芳香走窜，可开窍醒神，治中风等引起的神志错乱者尤其好。三是"醒脾胃"。菖蒲芳香化湿，用于湿浊中阻引起的胃部胀闷疼痛疗效最好。四是"醒心"。菖蒲入心经、开心窍、益心智、安心神、聪耳明目。前人云九节菖蒲为最佳，即指菖蒲能通九窍之意，心窍通而九窍俱可通矣。

一好友为精神病院医师，他用药最是偏爱菖蒲，开的每一张处方几乎都有菖蒲。他常说，天才与疯子只是一步之差。精神病患者其实大都天资过人，可聪明总被聪明误，菖蒲的醒功最适合用来唤醒那些躁狂与抑郁的心灵。

其实，他爱菖蒲还另有隐情，因菖蒲在众多药方中甘愿为臣，精心辅佐，绝不为君。中药方剂配伍中有君臣佐使一说。

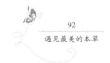

遇见最美的本草

《本草新编》中记载："石菖蒲，味辛而苦……然止可为佐使，而不可为君药。开心窍，必须君以人参；通气，必须君以苍术……"由此可知，菖蒲只有天然纯朴的野性而无丝毫谋名利之野心。无欲无求，独自行走，挥洒一路芬芳，却和世界两不相伤。这样的心境谁不爱呢。

采菖蒲一寸九节之根，最好在五月五日，也正是屈原投汨罗江之日。不免想到，菖蒲总是先于百草在寒冬刚尽时觉醒，且有醒九窍之神效，是否与屈原的"举世皆浊我独清，众人皆醉我独醒"暗合？

屈原已堪称神，古人也常称菖蒲为神草。端午节悬挂菖蒲、艾叶，饮菖蒲酒，因其可驱避邪疫。有趣的是，可爱的古人因崇拜和喜爱菖蒲，更将菖蒲人格化，特意把农历四月十四日定为菖蒲的生日。爱菖蒲者，常于"四月十四，修剪根叶，积海水以滋养之，则青翠易生，尤堪清目"。隆重地为一株小草年年过生日，这样的待遇在本草植物中可真是罕见。

静静地在山水之间，花开花落，尽享明月清风，而灵魂却安然地醒着，默默倾听生命、时光、自然的细微呼吸。这不正是人类一直在执着追求的"诗意地栖居"吗？还是清人刘熙载总结得好：诗善醉，文善醒。难怪古今诸多的文人们会对菖蒲一见倾心，原因竟在这里呢！

春情 | 地锦草

　　从前，有一人从高墙摔下，血流不止，命在须臾。有医以草药捣烂敷患处，血止痛消，继治而愈。一晚，医梦一人披发怒道：某与我有宿冤，我取他命，与尔何干，奈何以血见愁愈之，今以尔代。举爪欲摄。医惊寤。后遣道士祈禳方解。

　　故事中所言血见愁，即地锦草。李时珍解释：赤茎铺地，故曰地锦。专治血病，亦称血见愁。

　　看完这个故事，我觉得那个梦中发怒的人很有趣，为什么不直接找元凶地锦草算账，却偏偏要找用地锦草的医生呢？

　　春天，在我的家乡襄阳，处处可见地锦草。地锦草不像车前草之类，专往人多的地方钻，一般会选择僻静和清雅空地。红蔓为经，绿叶为纬，专注地在泥土上织锦。几日不见，一株丁点大的小草就可织出床单大的一片。远看，真如一抹紫红的云锦栖息在大地上，很美。红红的茎蔓很细，绿绿的叶片很小，只有画布是广大的，无边无际。蹲下来细看，地锦草总是

遇见最美的本草

不紧不慢，不急不躁的样子，就像可爱的土家族小女孩在一针一线地挑织西兰卡普。土家族的女孩子通常从会拿针起就要学织锦。朝织彩云，暮织栖霞，织的都是未来的嫁妆。有了这样丰厚的嫁妆做家底，到了婆家，日子就会如烈火烹油鲜花着锦般美好。所以，不着急，要细细地织。

儿时，地锦草用得最多。手破了，扯一把揉碎涂上，它就是最快捷的"创可贴"。真是地道的"血见愁"。好像成了惯例，村子里凡是有人出现咳血、吐血、便血、崩漏、外伤出血、乳腺不通等病症，都会去扯一把回家熬水喝。自然而然，就像在扯自家园子里的青菜。

有一年，外地的表哥到襄阳游玩，相伴去采地锦草，他却怎么也分不清，总是把地锦草和马齿苋弄混，因两者确实有些像。后来母亲告诉他一个笨办法，就是把茎掐断。地锦草的茎一断就会有乳白色的汁液涌出，并在截断处鼓出一个可爱的小半球。我们都很奇怪，那么细那么瘦的茎，怎么会有那么多的汁液。真是好玩。后来一见到地锦草便会忍不住地去掐一下。其实，有许多植物都是这样，如蒲公英、苦荬菜、萝藦等。学医后方明白这些有乳汁的植物于人类都有着一样的用途：行气活血、消肿解毒、通乳。尔后再看到这些植物，便肃然而生敬意，乃至有些凛然。

有一次和父亲去犁地。一大片地锦草，他在前面犁，我在后面拾。从犁刀下逃出的地锦草呈现出鲜艳的红色，白色小碎花洒落一地，破损的枝节处乳白色的汁液犹如血液汩汩流淌。

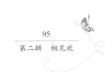

我惊呆了，说："这些地锦草真可怜。"父亲笑着说："傻丫头，明年又是一大片，有土地在，还愁它来年不长。"

父亲当然是对的。中药里有许多带"地"字的植物，如地衣、地肤、地丁、地榆、地黄、地骨皮等等。这些植物都是五谷之外的庄稼，只要有土地就会生生不息。每每念着这些植物的名字，就像在呼唤着我家乡的兄弟姐妹们。用到这些植物的时候，我总是一笔一画工工整整地把它们排列在处方上，亲切、温暖、顺畅。心底里前所未有地笃定、踏实。

依稀记得刚上班做医生时，治好了一些患者，便飘飘然，极有成就感，成天昂着头，趾高气扬。有一次回家后异常兴奋，和母亲眉飞色舞地谈着自己的成功医案。父亲坐在那儿抽着烟，不吭声。可我知道他也在听，应该是在分享我的喜悦吧。良久，父亲突然轻轻地发问："你还记得那个地锦草的故事吗？"我说："当然记得。"父亲说："你知道那个梦中发怒的人，为什么不找地锦草算账，却偏偏要找医生呢？"我很老实地说："不知道。"父亲说："那是因为人类会说话会吹牛，而地锦草不同，它不会说话，只知道做事。"我羞红了脸，低下了头。

有一种地锦草，也是害羞的样子，每一片叶片上都有紫红色的泪斑，非常漂亮，叫斑地锦。每一次看到斑地锦就像看到斑竹，这些植物上美丽的斑点，真像美人的眼泪，让人心疼，想拥入怀。斑地锦的用途和地锦草一样。元代医学家危亦林有一方剂，专治妇人血崩：草血竭（即嫩地锦草）蒸熟，以油、盐、姜腌食之，饮酒一二杯送下。这哪里是在熬药，分明是在

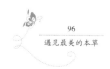

精心地制作一味佳肴！用红颜来为红颜疗伤，用红颜来与红颜对饮、聊天、相伴。这样的医者真是高明，太懂女子的心！若有合适的机会，一定也试一试！

闲时读唐诗。读到"坐时衣带萦纤草，行即裙裾扫落梅"，真是极美的画面。一瞬间，我突然认定那诗中的小草就是我家乡的地锦草。那样美丽的长裙和飘飘的衣带，只有"地锦"才能与之相配。看注释，竟然真是一首写在襄阳的《春情》。作者是孟襄阳孟浩然，时值诗人锦瑟年华，陪夫人游玩，看夫人长裙拖地，绿草茵茵，心动而作。孟夫子一生布衣，风雅潇洒，隐逸于田园山水，留下锦绣诗篇无数。李白说：吾爱孟夫子，风流天下闻……醉月频中圣，迷花不事君……那花中，当有一朵就是地锦吧！

水曲山青花冠木，天蓝地锦草怀香。有地锦草装扮的春天多美啊！表哥再来做客时，已经是一家杂志的主编，且带着高挑漂亮的表嫂。陪他们去踏青，我问表哥："还认识地锦草吗？"表哥说："当然记得。"蹲下便掐了一枝，让表嫂看。高挑的表嫂也蹲了下来，长裙曳地，裙边的碎花像是和地锦草融在了一起。我打开相机，说："表哥，你简直是孟浩然，你们俩的这一出就是在演绎现代版的《春情》诗呢！"表哥说："孟浩然我可不能比，若能像这地锦草隐逸于山野，得几分谦卑与灵性，织出锦心绣口文章三两篇，足矣！"

表哥说话的时候，地锦草红红的经络上白色的汁液还在涌出，正静静地凝结成一朵乳白色的小花，真美。

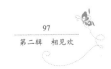

当归

气血心灵的港湾

在中药学的世界里，补药分为四大类：补气、补血、补阴、补阳。在补气药里最有名的是人参，而补血药里坐头把交椅的则非当归莫属。

记得在上中药学课时，白白胖胖的药学老师曾有一个形象的比喻，他说一个中药铺如若没了当归这一味，就相当于一个饭店里没了鱼香肉丝，早该关门大吉。

"血药不容舍当归。"在临床上为女性治疗疾病时，当归是我最常用也是最喜欢用的一味中药。

有次遇到一位女孩，刚二十出头，正是风华正茂精力充沛的年龄，却生得纤细瘦弱，面色苍白，语音低微，走几步路即疲倦乏力。问诊之后才得知，原来女孩子家境困难，在深圳打工几年，一直省吃俭用。后遇人不淑导致流产，在月子期间悲伤加上营养不良而致病。本想着给她开上十全大补汤好好调理一下身体，可她觉得太贵怎么也不肯。没办法只有给她开了黄芪和当归两味中药让她煎熬后在家当茶水一样天天服用。黄芪补气，当归补血，这是两味有实效也较便宜的调补气血的中药。一个多月后，女孩子活蹦乱跳地跑了过来，告诉我她已经完全康复，又准备去深圳打工。走的时候还高高兴兴地开了一大包黄芪和当归捎上。

没想到，这样简简单单的两味药，却收到了意想不到的效果。在惊喜之余更对这两味草药增添了几分喜爱。平日里，看到红木的抽屉和瓶瓶罐罐里几百味中药，就像看到一个个整装待发的战士。每一位都有着他们各自的特点、喜好、脾气、秉性乃至气质精神。只有你了解他们，用对了地方，才会收到事半功倍的效果。其实每一味中药，都有它独特的内涵，有许多神奇等着我们去发现。

人类服用当归，已有两千多年的历史。当归最早见于《尔雅》，称为"山蕲"，"蕲"是古"芹"，只因它的绿叶小白花和芹很像，故称之。当归是伞形科草本植物当归的根。野生当归多生长于甘肃、云南、四川等高寒多雨的山区。现在的当归大多是人工栽培，遍布很多地方。当归的种子春季发芽，夏季开花，花白，小且碎。入药，得三年后的秋季采挖。采挖时除去须根和泥沙，待水分稍蒸发后，捆成小把，上棚，用烟火慢慢熏干，然后切成寸长小节即可使用。

成熟的当归大约有拇指粗细，长二十厘米左右，表皮淡黄色，质柔韧，断面透着油润的光泽。就是这短短的二十厘米也很有讲究。头部可以止血，中段可以补血，尾部则有破血的作

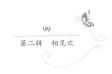

用，而整个当归则既能补血又可活血。可见一个小小的当归用起来也不简单，须分节使用，才能发挥它最大的功效。

甘温质润；归肝、心、脾经；补血、活血，调经止痛。这正是当归独特的个性特点。

甘温质润，和人一样，就是指当归的性格，有着淡淡的甘甜味，温和而文雅。归经就是指当归进入我们人体以后要走的路径，要去完成任务的地方。中医认为肝藏血、脾统血、心主血，它这个补血专家当然就要去这三个地方完成它补血、活血的使命。

当归一名的由来很有意思。一种说法是因为它能调气养血，使气血各有所归，故名当归。还有一种是李时珍在《本草纲目》中所言："古人娶妻为嗣续也，当归调血为女人要药，有思夫之意，故有当归之名。"这正好与唐诗"胡麻好种无人种，正是归时又不归"之旨趣相同。

当归，当归，离人当归来。这个独特而具有诗意的名字，不仅表明当归是一味治疗身体疾病的良药，而且还被古人想象为治疗心理疾病"相思病"的仙草。

在古代有一种有趣而风雅的习惯，"相赠以芍药，相招以文无"。文无是当归的别名。什么意思呢？就是亲人、情人、朋友要分别的时候，都会互赠别名为"将离草"的芍药，表达一种依依惜别的心情；如果要召唤远方的亲人、情人、朋友回来，就寄给他当归。

古代的男人常常要出远门去考取功名，上边疆打仗，到外

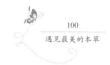

地谋生活或者是约三两好友去吟诗作画、云游四方。那时不像现在有手机电话、互联网可以随时联系。常常一别经年，杳无音信。唯一的联系途径就是鸿雁传书，以解相思。无奈之中聪明而诗意的古人，想出了在书信中夹寄当归的方法以表相思之意。故有"相思难避如逃疟，一味文无是良药"。

久思成疾。在家里，日夜盼儿归的慈母念道："黄尘翳沙漠，念子何当归"，日夜念夫归的思妇唱道："问君何行何当归，苦使妾坐自伤悲"。她们只有把饱含思念和眼泪的当归，遥寄给远方。在远方，思归的游子，同样在唱"悲歌可以当泣，远望可以当归"，"游子疲惫当归乡，最念老屋居高堂"。亲人从遥远的家乡寄来的当归，该是他们心灵最好的补药吧！

历史上关于邮寄当归的典故很多。仅《三国志》中就有两例。一例是曹操听说太史慈在为东吴服务，知道他很有才华，要他弃吴归魏，便给太史慈修书一封，里面放了一味当归。

还有一例是大将姜维投靠诸葛亮后，魏国知道姜维是一个不可多得的人才，便想方设法争取他回归。他们知道姜维是个孝子，便将他母亲接到洛阳，诱逼她写信给姜维，并在信封里附上当归，意在要姜维回归魏国。姜维深知母心，回信道："良田百顷，不在一亩（母），但有远志（中药名），不在当归。"知子莫若母，姜母接到儿子的信后非常理解地说："儿有远志，母无他求。"魏国后来又多次逼姜母写信劝姜维弃蜀投魏，都被姜母拒绝。姜维死后，蜀人对他十分景仰，在他屯军多年的剑阁立姜公祠，祠内有副楹联："雄关高阁壮英风，捧出热心，披

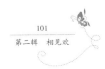

开大胆;剩水残山余落日,虚怀远志,空寄当归。"成为千年佳话。

我有一位朋友,丈夫在外打工多年,开始感情很好,后来渐渐露出不归之意。朋友常来找我倾诉,问我怎么办。我笑着说要是在古代就给你夫君寄上一味当归。谁知朋友是个有心人,竟然真的给丈夫寄去一味当归,还声言让他补补身子。朋友的夫君是个文人,也是个聪明人,他一看就明白妻子的良苦用心,后来一到年底必请假回家。再后来他们生了一个儿子,取名为"文无"。也成一段佳话。

当归在我们的日常生活中并不少见,很多滋补的药膳药酒里都少不了当归的身影。常用的有当归炖乌鸡、当归红枣煮鸡蛋,最有名的还是当归生姜羊肉汤。在寒冷的冬季,手脚常常冰凉的人,用大块的当归配上大块的老姜、大片的羊肉煲出浓浓的汤,喝上一碗,立马就会血脉通畅,手脚温暖,既温肝补血,又散寒暖肾。

在这个世界上,地球有地球的轨道,月亮有月亮的轨道。在我们的身体里,气血有气血的轨道,心灵有心灵的轨道,都不能出现任何偏差。人生无常,当气血不归,心灵迷失的时候,一定要为自己煎上一剂当归。把所有的乡思和相思,都浓缩在千年时光里,一饮而尽。

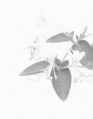

第三辑

清丽一杯凉

会爬的金银花，最不老实，本来住在阳台上，爬着爬着就偷偷溜到了卧室的窗台上。翘起尾巴，开两朵小花，咧着嘴笑。这个时候，真想把它摘下来，做两个耳环，清清的，凉凉的，一边戴一个。再穿上那条绿色束腰的长裙，腰肢一动，两朵淡淡的清香，在脸颊边晃来晃去，该有多美。

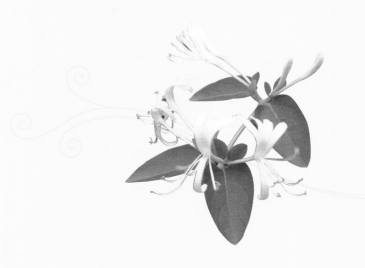

金银花

清丽一杯凉

　　五月，金银花开。怎么看都那么瘦，那么弱，像楚灵王时代的美女，只剩一握细腰。藤和叶子倒是配合得极好，花儿跑到哪儿藤就跟到哪儿，叶子宽宽的绿绿的，像极稳妥的手，随时护着不禁风的腰。

　　冬天，去爬山。看到一大片弯曲的藤，复杂地纠结在一起，中间偶尔冒出几片绿绿的叶子，很怪异。问朋友是什么，朋友说是忍冬也是金银花。原来，金银花还是"忍冬"，我竟然没认出来。它并不是我看到的那么弱，反而极坚强。不禁哑然失笑。自作聪明的人总是容易被表象所迷惑。

　　金银花，名字有点俗，像是奔着富贵在跑。其实是因花初开为白色，两三天后转为黄色。起名的人偷懒，不想费脑子，于是便叫金银花。倒也顺口，贱名好养。俗话说："涝死庄稼旱死草，冻死石榴晒伤瓜，不会影响金银花。"事实上都不用养，顺手插一枝就发芽、爬藤、开花、香气四溢。

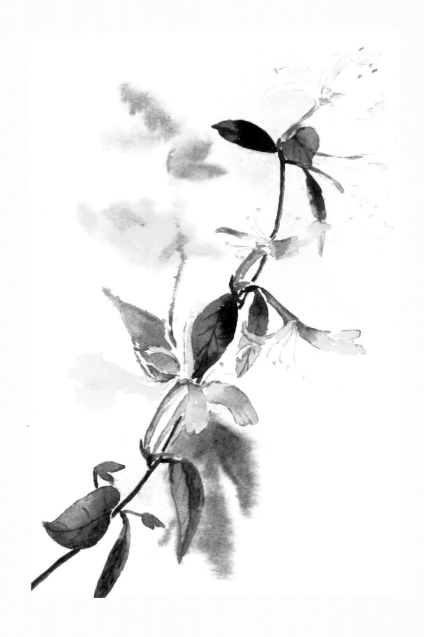

有的花以容颜取胜，如牡丹。有的花以个性骄傲著称，如梅花。金银花闻名则是以药性——最朴素最原始的植物抗生素。清热解毒，凉血化瘀，疗治疮疡之王。

采金银花应该是在阳光晴好的清晨，露水刚退，白的更白，黄的更黄。刚刚睡醒的花儿，蓓蕾初露，晶莹中带点娇嗔，最是美妙。轻轻地摘下，摊开，晾干，装在密闭的青花瓷瓶里，芳香就此留驻。

炎夏，一杯金银花茶，或一盏金银花露，就如秋天月光下的霜，薄薄的，凉凉的，不经意就降了温。

热感冒，咽干鼻燥，干咳流泪。金银花配上开黄花的连翘、嫩竹叶、老荆芥、绿薄荷，小火煮开，就是有名的银翘散。不想煮，怕麻烦，那就用银翘片，淡雅的绿色小丸子，两粒即可。

小男孩，爱玩，太阳下疯跑，发一头小"火包"，红肿热痛，此起彼伏。让他再跑，跑到田野里，采金银花、野菊花、蒲公英、紫花地丁、紫背天葵子。五味，不多也不少。金、银、浅绿、鹅黄、淡紫，花团锦簇的一包，美不胜收。泡清水，小火慢煨。清清丽丽的汁液，五味陈杂，一分香，一分甜，还有三分是苦涩。倒一大碗，半碗洗"火包"，还有半碗入肠胃。"真苦啊！"未来的男子汉咂着小嘴巴大声叫嚷。他哪里知道，这也许就是他人生的第一杯"五味消毒饮"。

《花样年华》里的美女苏丽珍，一遍一遍地换旗袍，表面上不言不语、不动声色，其实不过是为了掩饰内心的烦躁与孤

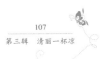

独。她最需要的不是一条又一条华丽的旗袍，应该是一件金银花织就的贴身内衣，凉一凉她灼热躁动的心。

心静自然凉。金银花的心想必是最安静的。它似乎是个天生的忍者，精通忍术。据说忍术在很多年前的日本风靡一时。练忍术的人必须从五岁就开始训练，体重不能超过六十公斤，因为要练轻功，身轻如燕、飞檐走壁。还有箭术、剑术、马术、柔术、药术、隐身术等等一系列的训练，直至达到技艺高超，无所不能的境界。所以说忍者无敌。

医生都喜欢用金银花。我用得最多的还是2003年，那一年"非典"流行。"非典"病毒像患了"失心疯"，这里咬一口那里咬一口，咬得人遍体鳞伤，惶惶不可终日。那时的大众处方里总是少不了金银花。那一年，金银花是一名真正的忍者，赴汤蹈火，战果累累。也是在那一年，金银花身价暴涨，真正达到了黄金白银的段位。

第二年，一位朋友说金银花有商机，想在荒山种一百亩。一百亩金银花啊，花枝烂漫，迎风袅娜，香味该飘多远，想想都让人神往。朋友让我陪同到河南封丘考察，去后才知道山外有山。那里的金银花已不再是藤本，都嫁接成了木本，变成了树。还有名字叫"豫封一号"，简直就像首长的名片。去的时候是四月，金银花树整整齐齐地排着队，青涩的花苞挂满树梢。一反常态，细细的花苞竟然抱成了团，小伞一样打开在枝上。这样的金银花好采摘，一抓就是一把，产量也高，一株能收获几十斤。朋友看得乐不可支，我却看得目瞪口呆。原本诗意缠

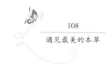

绕的金银花都爬到哪里去了呢?

金银花其实还是金银花,只是换了个枝头。可看起来却感觉怪怪的,像葡萄结在了梨树上。也许是我太守旧,应该学学金银花,忍一忍也就过去了。

朋友把树型的金银花种在了山坡上,一年比一年丰收。

我家的花盆里,种的依然是会爬行的金银花。

会爬的金银花,最不老实,本来住在阳台上,爬着爬着就偷偷溜到了卧室的窗台上。翘起尾巴,开两朵小花,咧着嘴笑。这个时候,真想把它摘下来,做两个耳环,清清的,凉凉的,一边戴一个。再穿上那条绿色束腰的长裙,腰肢一动,两朵淡淡的清香,在脸颊边晃来晃去,该有多美。

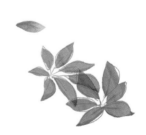

第三辑 清丽一杯凉

放下　夏枯草

　　夏至的钟声刚刚敲响，夏枯草就停止生长，开始慢慢枯萎，不管先前是如何的茂盛，如何的葳蕤。就像《铁皮鼓》里的那个奥斯卡，从三岁起就坚决不再长个儿，拒绝长大。奥斯卡是有秘密的，不长个儿是在无声地抵抗。而夏枯草呢，简直像有洁癖，固守着自己的清规戒律。只因夏至日开始阴气生，而阳气开始衰退，自己是禀纯阳之气，所以便停止生长。

　　"离离原上草，一岁一枯荣"，对夏枯草来说，哪里有一岁呢，仅仅是半岁，就枯了。若是人呢，也就是刚到中年吧，繁花似锦的中年，急管繁弦的中年，还没铺开就偃旗息鼓。夏枯草什么都放弃了，全身而退，立志做一味中药。性寒，味甘，淡淡的辛，微微的苦。清热解毒，散结消肿，泻肝火。用干枯的花朵，俯身简陋的瓦罐，完成生命里最后的绽放和救赎。

　　儿时，最喜欢去采夏枯草。蝉鸣如歌，阳光爬满葡萄架，我就隔着篱笆墙大声地喊小秋。小秋是邻居家与我同龄的小伙伴，喊一声，篱笆墙上的木槿花就会晃几下。一顶破草帽，一把小剪刀，一条粗麻袋，我们像两只快乐的小鸟，在后山上叽叽喳喳。那时候我们还不知道夏枯草这个名字，只知道"牻牛朵"或"牛儿头"。那些花朵看起来就像牻牛头，圆鼓鼓的，憨头憨脑，特别可爱。牻牛朵一长就是一大片，剪起来也不费劲，一会儿就是一大袋。麻袋装满了也不重，轻飘飘的，像夏夜的美梦，醒了还有真切的满足感。乐滋滋地抱回家，举重若轻，心满意足。

采回牻牛朵，奶奶最欢喜。爷爷走得早，奶奶常常以泪洗面，眼睛总是红红的。奶奶把牻牛朵丢进装满糖水的搪瓷杯，泡一宿，洗眼。父亲要下地，母亲早早就冲好一壶凉茶。一把夏枯草、三两朵野菊花，再配几朵金银花。浓浓的酽酽的，喝一口又苦又涩，止渴又解暑。"怕上火，喝王老吉"，当这个著名的饮料成为被告时，我才知道它里面含有夏枯草。知道它原来是我们家生产出来的"妈妈牌"夏枯草凉茶的翻版。原告的那位应该是城里的文化人，有维权意识，特别喜欢喝凉茶，喝着喝着就喝成了胃炎，胃溃疡。于是一纸诉状告"王老吉"，告"王老吉"里含有不明成分夏枯草。结局是"王老吉"胜诉。可夏枯草凉茶的确不是人人都可以喝的，它只是为那些内心火热，历经酷暑严寒，终日辛勤劳作的人准备的礼物。缺少运动，少见阳光，体质寒薄的人是经不起的，不宜用。

小秋采的夏枯草大多进了小秋弟弟的肚子。小秋弟弟小冬从小体弱多病，瘦得像虾米，脖子上还有一串串的小疙瘩，乡

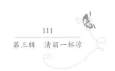

下叫"老鼠疮"，其实是淋巴结发炎。小秋妈留给小秋的作业就是哄弟弟喝一碗又一碗的夏枯草汤。我和小秋总是会想尽一切办法逗小冬高兴，让小冬喝下那些黑不咕咚的汁液。偶尔偷偷地尝一下，苦，真苦。小冬后来长成了大小伙，那些"老鼠疮"也早已消散。不知道小冬还记不记得那时他最讨厌的"黑色米汤"！

在临床上，我用夏枯草治疗高血压病用得最多。常常，四十岁一过，高血压就开始不约而至。许多人第一次量出血压高时都会说："我从来都没有患过高血压啊？"不相信，不愿意相信，也不敢相信。这是正常的心理反应。谁在患什么病之前会被预先告知呢？我也觉得高血压是最虚无缥缈的疾病。看不见摸不着，如幽灵在我们血管内循环。能感受到的不过就是听诊器下"咚咚……"的那两声，便一锤定音。可它又确定是存在着，而且一旦患上，就再也难以摆脱，还会不断增加心、脑、肾这些重要器官患病的几率。

引起高血压的因素是什么呢？看教科书，列出的病因一大堆。病因越多反而越迷茫，因为多就是不确定，想打一棒子都无从下手。不仅是高血压，还有肥胖、高血脂、高血糖等病的病因都是一大堆。后来，我终于总结出了一个字——"贪"。所有的高其实都来源于这个字。贪吃贪喝，贪图享受安逸舒适的生活。脂肪、胆固醇、垃圾在血管内越积越多，从量变到质变，乃至成疾。所有肝阳上亢引起的高血压，我都会在处方最后写上，夏枯草一大把。一大把夏枯草也是轻飘飘的，可是它

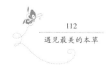

遇见最美的本草

有体积，真实的存在，足以对抗那些过高的虚无。

　　人到四十，身体就开始走下坡路。夏枯草不是人，却比人聪明。它懂得节制，取舍有度。所以它是我们的老师，我们需要像它那样，宁静、清远、有节、有度，来降我们的虚妄之火和顽戾之气。

　　看弘一法师传记，三十九岁的教授李叔同，风度翩翩，事业如日中天之时突然遁入空门，剃度为僧，法号弘一。从此，告别尘世的一切繁文缛节，谢绝一切名闻利养，以戒为师，粗茶淡饭，过午不食，开始了淡泊自然的云水生涯。放下。弘一大师如一株美丽的夏枯草，把什么都放下了。绚烂至极，归于平淡。丰子恺先生说，人生不过三层楼，第一层是妻子儿孙亲戚朋友（世俗）；第二层是文学艺术（文化）；第三层是宗教。丰子恺认为自己只是在二楼和三楼之间站了站，没能上得去。而李先生一鼓作气登上了三层楼。

　　人这一生，需要拒绝和放下的太多，小到不良嗜好，大到功名利禄，进退去留。有多少人能够放下呢？放不下，所以大都还在一楼和二楼的转角处徘徊吧。

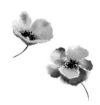

清欢｜木瓜

　　一清早查房，收到一位仁兄的短信，正忙呢，捣什么乱。直到忙碌过后看短信，不由扑哧一笑，且看他长长的短信——清早上班途中，见一清癯老者蹲在路边，跟前放七八枚青绿色水果，像大土豆。问是何物，答曰木瓜。哦，餐厅里常有木瓜炖雪蛤，就是这种吧。匆匆走掉，身后是老者失望的目光。到了办公室坐定，突然懊悔，木瓜，不是从《诗经》里来的么？又或者，那清癯的老者也是从远古穿越而来的吧，倒让我失之交臂。

　　哈哈，真是个传统的文人，迂夫子！不过这木瓜从《诗经》里来没错，投我以木瓜，报之以琼琚。只是，老者售卖的木瓜是什么品种呢？木瓜有水果木瓜、番木瓜，还有药用的"宣木瓜"等。如果是成熟的水果木瓜，那一定会"色黄而香"，而这位仁兄所见"青绿的果子"，应该是药用木瓜。如果只是贪恋木瓜炖雪蛤的美味，那就不必叹息了吧。

遇见最美的本草

女儿读书的襄阳四中校园，是出了名的绿色校园，不仅有着灿若云霞的樱花、紫藤，还长着木瓜树呢。因为陪读，这校园也成了我时时徜徉的所在，女儿在教室内专注读书，我便在校园里悠闲地"读树"，真是一段幸福安宁的日子。

初次见到木瓜树并不认识，是被它盛开的花朵所吸引。那是四月，葡萄藤正在欢快地抽条引蔓，长叶子。我坐在葡萄架下闲读，一瞥之际，看到近旁的一棵树正开花。树有碗口粗，三株合在一起，七八米高。满树花开如小海棠，花朵很美，粉红色的花瓣，金黄色的花蕊，迎风还有阵阵清香飘来，引得蜜蜂蝴蝶嗡嗡嘤嘤，在上面团团地飞。这样漂亮的花儿我竟从未见过，禁不住走近细看，只见树下有一木牌：蔷薇科、木瓜属、以果实入药，具舒筋活络、和胃化湿之功效。原来这就是药用的木瓜树呀。

药用木瓜不同于炖雪蛤的水果木瓜，成熟后又大又硬，使劲咬一口能硌掉牙，大概正是因为它的质地坚硬如木故称其为木瓜吧。儿时愚钝，反应慢时，常会被大人用手指敲头，笑问你这是木瓜脑袋？听父亲讲过一个李时珍以木瓜骂贪官的故事，说是有个县令为官贪婪鱼肉百姓，老百姓恨得牙痒痒。有一天，这个县令来请李时珍开药，肥头大耳的他还嫌不够精神，想吃几剂中药补养身体。李时珍大笔一挥写下：柏子仁三钱、木瓜二钱、官桂三钱、柴胡三钱、益智三钱、附子三钱、八角二钱、人参一钱、台乌三钱、上党三钱、山药三钱。县令欣喜异常，忙去按方抓药。药房先生一看心里明白，按方抓药

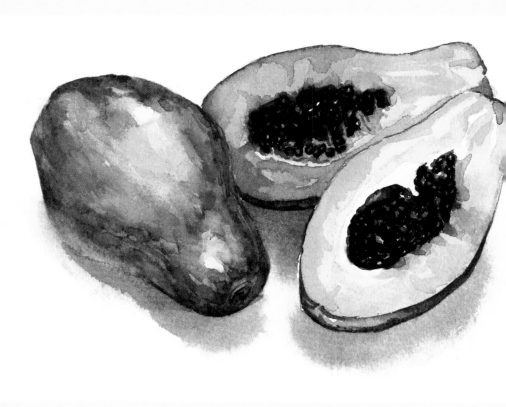

后，便把这方子传扬出去。原来，这方子类如"藏头诗"，每味药的第一个字连起来，便是一句咒语——"柏木棺材一副，八人抬上山"。贪官事后得知，气得七窍生烟。这怪不得别人，谁叫你自己木瓜脑袋呢。

古人风雅，常在书斋内清供木瓜，称"文玩木瓜"。因其香气馨逸，久而弥存，静心安神。八怪之一的边寿民曾题《木瓜图》："木瓜，以金陵之栖霞山者为佳，圆大坚好，肤理泽蜡，无冻梨斑及虫口啮蚀状，故久而愈香，得一二枚，便足了一冬事矣。"——说得真是贴切。边寿民的木瓜也画得有趣，大大的，笨拙顽皮，像两个青皮大冬瓜。大概边老师久居江苏又不懂医，所以他不知道最好的木瓜其实是安徽宣城的"宣木瓜"。《本草纲目》有记载，宣城木瓜性温味酸，不仅耐玩，还可入药，用之泡酒，有舒筋络、活筋骨、和胃化湿、治风湿脚气之功效。

看木瓜慢慢长大实在是一件很有趣的事情。四月底，花朵一落，我就盼着木瓜快快长出来。每天去校园观望，都不见动静。可惜树太高，人太矮，恨不得拿个望远镜来。五月底，终于在浓密的绿叶下发现了黄豆大的一点，圆圆的，像个小樱桃，可爱极了。接下来就长得快啦，像变魔术，一天一个样。上个星期还是个大青枣；这个星期就变成了一个灯笼椒；六月还是一个小青桃，七月就变成了一个大拳头；到了八月底，绿色开始渐渐泛黄，差不多就已经成熟啦。

八月初的木瓜最吸引人，一个个碧绿碧绿的小青瓜悬空挂在树枝上，风一吹，像在荡秋千，看得人的心也悬悬的，生怕它一不留神掉下来。稍微遗憾的就是木瓜结果并不多，一棵树上也就五六十个吧，真正是"千花一果"。这时的校园已经放假，路人稀少。看木瓜的人却不少，都是学校的教师，只要路过，都会停下，抬起头看看，笑眯眯地说："今年的收成应该还不错呢！"也有专门来看木瓜的老教师，花白的头仰得高高的，先是慢悠悠地看，然后就开始一个一个地数，从左数到右，从东数到西，围着木瓜树转来转去，生怕漏掉一个或是重复一个。这样数其实也没用，数得再精确到了第二天还是会变的。因为说不定哪一会儿风来了雨来了，又或是从哪儿飞来一只小鸟狠狠地啄上几口，那个木瓜就会"扑通"一下落下来。可还是有人愿意来数，不厌其烦地数，连校长也不例外。

晚上回家和女儿谈心，说起校长也去数木瓜。女儿说："我早就知道了，妈妈不知道吧，我们学校可是风水宝地，校长是神人，木瓜树更是神树。每年高考完，我们校长一数木瓜就知道学校能出几个清华北大的学生。"看我不相信的表情，女儿又说："真的，我们学校的树可都是有来历的。有一年，我们校长在学校种了一棵桂树，那一年我们学校就出了一个文科状元郎。"看女儿说得信誓旦旦，我点了点头。作为一个学生，这么喜欢自己的校园，这么相信自己的师长，自然是理所应当。

女儿最崇拜和喜爱的老师是她们的班主任韩老师，学生们戏称他为"韩大师"。用女儿的话说，韩大师话不多，但字字珠玑。开家长会时终于领略到大师风采，讲话的确是少而精，但常有惊人之语。有一句至今记忆犹新："读书，要会读书。读完一本书，把书本合上，想一想，这本书中你学到了哪些东西？如果你脑子里是一片空白，那你还不如去看天上的云彩。天上的云彩也是变幻多姿的。"——这话对家长也同样实用。

冬初，因事去韩大师办公室，只见简陋的办公桌上书、本、文具、茶杯等物品杂乱不堪。但在这杂乱的正中，却端坐着一只大木瓜。金黄色的木瓜，已生了些许的褐色斑点，拿上手，犹觉质地结实紧密、香气入鼻。那一刻，忽然发现，这木瓜大约就是文人的清欢。文人的气息和木瓜的气息如出一脉。真正的文人，骨头都是硬的，气味则是清香远溢，和木瓜之顽、之愚何其相像。

夜读，书房里，有一只木瓜相伴，清香袅袅，恰似红袖添香，它果然是来自《诗经》的雅物。常想，陪女儿读书，我也愿做一只木瓜，笨拙地待在角落。女儿念书困倦时瞅两眼，可抚摸可捶打，兴起时凑至鼻尖嗅一嗅芳香，何尝不是人间至美的清欢！

昭君出塞 王不留行

　　针灸减肥里有一种方法，叫作耳穴贴敷。就是在耳朵上的脾胃穴、内分泌或饥点等穴位轮流用胶布贴上一粒王不留行籽。嘱其回家后每次进餐前用手按压五分钟，就能抑制食欲，从而减少摄入，促进体内的能量代谢，最终实现减肥效果。这个方法简单有效，无痛苦，最受减肥的美女们欢迎。

　　很多次，美女们都会对着镜子揉着耳朵问："这是什么籽籽？"我说："王不留行。"她们就会大呼："这么霸气的名字！"

　　这名字真是很霸气，应当是《本草纲目》里最神气的名字。植物和人不同，人一生下来就要先起个名，植物却是生长多年后被发现才被起名，很多植物名字都和其生长习性有关。李时珍说："此物性走而不住，虽有王命不能留其行，故名。"看来，这个家伙的性格脾气应该和"天子呼来不上船"的李白、"归去来兮"的陶渊明们差不多。

　　关于王不留行名字的来历，民间有一个有趣的故事。据说

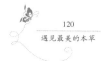

遇见最美的本草

这种药是药王邳彤发现的，给它起个什么名字呢？药王想起当年王莽、王郎曾来过他家乡的事。王莽率兵追杀刘秀，四处宣扬刘秀是冒牌的汉室宗亲，他才是真正的皇帝。他追到药王家乡后催着让百姓解送军粮、提供食宿。乡民们对王莽这支祸害百姓的军队早就深恶痛绝，哪里还会为他们"箪食壶浆"，早就锅干瓢净，躲进青纱帐了。王莽火冒三丈，扬言要踏平村庄，斩尽杀绝。这时一参军进谏："穷山恶水出刁民。此地青纱帐起，树草丛生，庄稼人身怀利器藏在暗处，去搜寻他们于我军不利，还是追杀刘秀要紧。"王莽听后，才传令离开。药王想到这段历史，就给那草药起名叫"王不留行"，意思是村子的人不惧强梁，不留这二王食宿，借此让人们记住"得人心者方得天下"。

在我的家乡，王不留行常被唤作"大麦牛"。因为它极喜在大麦地里繁衍，年年扯年年有。庄稼人不待见，它却不在乎，依旧长得欢。它的苗长得可不像名字，秀气得很，细长条，细长叶，约一二尺高，三四月开粉红色小花，风一吹，摇曳生姿，饶有情趣。五月结果，灯笼草子大小，壳内包一大豆般的小果。一打开，全是芥粒样的小籽儿，黑黑的，圆如细珠，滑到草地上就会骨碌碌转圈，特别可爱。

家乡有句民谚："穿山甲，王不留，妇人食了乳长流。"北方人更夸张，把它编进歌谣里唱："穿山甲，王不留，小媳妇喝了顺怀流……"西晋有个文学家左思为此还专门作诗一首："产后乳少听我言，山甲留行不用煎，研细为末甜酒服，畅通乳道如井

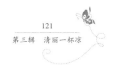

泉。"不管怎么说，其实都是一个意思，穿山甲、王不留行这两种药都有极强的通乳作用。事实上也确实如此，现在我们常用的催乳方中都少不了它俩。

宋代医书《是斋百一选方》里，有一则用王不留行治病的方子，特别有意思。书中记载：误吞铁石，骨刺不下，危急者（以）王不留行、黄柏等份，为末，汤浸蒸饼，丸弹子大，青黛为衣，线穿挂风处。用一丸，冷水化灌之。看看这方子——先浸泡再蒸成饼，又捏成小丸子，还要穿上黛色的外衣，如风铃一样悬挂在有风的地方。风一吹，叮叮当当。这情景哪像在做药，完全是依着神奇的想象力在制作玩具呢！更有趣的是它治的病是误吞铁石、骨刺不下，这样的危急状况，还有时间去那样慢吞吞地做"风铃"吗？想来应该是医生平时就得做好这样的小"风铃"，悬挂于屋檐之下，以备不时之需。若真是这样，那些古代名医的屋檐下可就够热闹了！

夏天去贫困山区房县看望一位女友。女友是城市里的独生女，放着好好的白领不做，主动请缨到山区去支教。这一去就是五年。见到女友，原本就文弱的她被山风吹得又黑又瘦，精神却极好。她说你来得正好，我正担心一件事。原来，山里蚊虫多，学校留守儿童居多，许多孩子被蚊虫叮咬后没能及时处理就出现包块肿大，甚至化脓。女友让我想想办法。我看山上遍地王不留行，决定就地取材。先把王不留行籽放入锅内小火炒至开花。黑色的王不留行籽加热后会像爆米花一样炸开成白色小花，非常好看。开花后即碾成细末，调上香油，做成自制

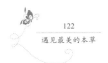

的消肿外用药膏。之后再用王不留行根叶和蒲公英、金银花、瓜蒌仁等一起，熬成茶水给孩子们解渴。女友很高兴，忙得不亦乐乎："没想到，这满山都是的大麦牛还有这用啊？"我说："是啊！别看它弱不禁风的样子，个性强着呢，《本草纲目》里都记着，治风毒，通血脉，下乳汁，利小便。治疗疾病时，顶呱呱的能干，和你这个小丫头一样。"女友笑得脸粉粉的，还真像是一朵大麦牛的小红花。

巧的是，回家后翻旧书，看到一则中药趣话：有一后生欲拜一老郎中为师学医，老郎中却要考考后生。他先说出了一副对联："九死一生救阿斗，昭君出塞到番邦。"横批是："立起沉疴。"而后，老郎中捻须笑道："此联内含四味中药，横批则是一位古人姓名，你若能猜得出，我便收你为徒。"后生思忖片刻，胸有成竹地回答："'九死一生'是'独活'，'阿斗'是'使君子'；'昭君出塞'是'王不留行'，'番邦'即'生地'。横批是汉朝大将军'霍去病'。师傅，不知徒儿所答对否？"老郎中听罢大喜，于是正式收他为徒。

昭君出塞——王不留行。这谜面和谜底真是太匹配。绝了。

第一味 | 黄连

　　它是草本世界里的国王。它用它独霸天下的苦征服了所有的味蕾。

　　第一次见到黄连，是在中药学的课堂上。药学老师提了一袋子弯曲如蚯蚓状的根茎，让我们猜是什么。只见那一坨坨的根茎呈土黄色，像鸡爪子一样三五成群连在一起。有的鸡爪子抱成一团蜷曲在一起，有的一根根伸开张牙舞爪，有的突然伸出两根长长的爪子像翘起的兰花指，还有的爪子伸着懒腰像要睡觉，有的挺起胸脯像在站岗……各式各样，千姿百态。

　　我们看了又看也没能猜出是什么。老师迅速地拿出一个杯子，扯了几根小爪子放进去，用开水一冲。水一会儿就变成了淡淡的黄色，让一人尝一口。尝完后，老师问："现在大家知道是什么了吧？"我们一个个吐着舌头说："好苦好苦，非黄连莫属也。"

　　只这样小小的几节，就能够这样的苦入心肺，让人再也不能忘记。它该蕴藏着多少辛酸的分子，多少苦楚的能量？

世上的草本植物有万千种，只有它把苦修炼到了极致。

勾践卧薪尝胆三年，复仇成功，终于成为一方霸主。黄连生长在南方海拔一千多米的高山上，风霜雪雨至少三至五年，方修炼成大苦大寒的正果。故《神农本草经》中称黄连为上品，为君，又名王连。

黄连树其实再平凡不过，个子不高，和茶树差不多大小。只是叶子呈不规则的三角形，上有裂形的花纹，边缘也不太整齐，有波浪形的花边。叶子为青青的碧绿色，冬天也不凋谢。二三月开出一朵朵娇媚无比的小花儿，暗红色的花柄挺拔，金黄色柔嫩的花瓣微微弯曲，花蕊是墨绿色。在翠绿的叶子中小花儿显得清新淡雅，非常美丽。到了五六月，花果由绿色变成黄绿色，就可以及时采收种子。而它的根茎也就是黄连，这个时候则正在地下安安静静地生长。在阴凉湿润的山谷里，在孤独寂寞的黑暗中，日日禀高山清寒之水气，时时得生地南方之火味，一年一年地渗透煎熬，慢慢地修炼成它苦寒兼收的独特个性。

黄连名字的来历有两个。一个是李时珍所言："其根连珠而色黄，故名。"还有一个则是美丽的民间传说。

据说，从前在土家族居住的黄水山上，有一位姓陶的医生，他家有个园子专种药草。由于医术高明，远近都有人来请他去治病。陶医生出门的时候多，就请了一个姓黄的帮工来管理园子。陶医生的女儿叫妹娃，长得聪明漂亮，老两口视为掌上明珠。妹娃也喜欢栽花种药，每天早上起来，第一件事就是到园子里看花看药。正月的一天早上，寒霜未化，冷气袭人。妹娃来到园子里，见花未开，草未萌芽，就开了后门，沿着小路往山上走。忽然，她看到路边有一朵黄绿色的小花开了。妹娃越看越喜欢，就用手指把四周的泥土掏松，把它连根挖起，种在园子里。帮工看到这株在天寒地冻的正月就开花的野草，也很喜欢，天天浇水，日日上肥，那草越长越茂盛，后来结了籽，帮工又把这花的籽撒在园子里。第二年，园子里黄绿色的小花就开得更多了。

不久，妹娃突然得了一种怪病，满身燥热，又吐又拉，只三天，就瘦得皮包骨头。陶医生到外地给人治病尚未回来，妹娃的母亲只好请当地另一名医前来给女儿治病。这位名医是陶医生的朋友，诊治十分细心。可是连服三剂药都未见效，肚子越拉越厉害，还屙起血来。母亲整天守护在床前，急得吃不下，睡不着，想起女儿的病就掉泪。

帮工看在眼里，很焦急，怎么办呢？忽然，他想起那绿色的小花，前个月自己喉咙痛，偶然摘下一片叶子，嚼了一下，虽然苦得要命，但过了一个时辰，喉咙痛居然减轻了。接着，他又嚼了两片叶子，当天就不痛了。妹娃这个病，这种花草能不能当药呢？不妨试一试。想到这里，他就连根带叶扯了一株起来，煎成一碗水，趁妹娃的母亲去煮饭时，端给妹娃喝了。谁知早上喝的，下午病就好多了，再喝了两次，病居然全好了。这时，陶医生回来了，一问经过，非常感动，连声感谢帮工说："妹娃害的是肠胃湿热，一定要清热燥湿的药才医得好。这开绿花的小草，看来对清热燥湿有功效呀！"

因为这位帮工姓黄名连，为了感谢他，这药材也就取名为黄连。

凡为君为王者，皆有其过人之处。黄连的独到之处就在于它宁愿自己一生清苦，而为世人清热燥湿，泻火解毒，去除病痛的君子之风。《神农本草经》记载："黄连，味苦，寒。主治热气，目痛，眦伤泣出，明目，肠澼，腹痛，下痢，妇人阴中肿痛。久服，令人不忘。"在医圣张仲景的《伤寒论》中，用到黄连的方子达十二个之多，可见它应用之广。我们经常用到的黄连上清丸、香连丸等都是以它为主药的经典方剂。

平常日子里，巧用黄连的地方也是数不胜数。

在广东等很多地方都有一个习俗，新生儿呱呱坠地后，一定要喂两勺黄连水，这样可以排胎毒，并且可以清火明目。寓意是先苦后甜，吃得苦中苦，方为人上人，孩子长大后就不会再怕吃苦了。

宋代时，苏轼就在《寒食日答李公择三绝次韵》中写道："欲脱布衫携素手，试开病眼点黄连。"可见那个时候若是有风热引起的眼睛红肿热痛、昏花、生翳等症状，人们都知道用黄连水来洗眼了。

小时候，手指或者是脚趾生了甲沟炎，肿得像小泥鳅肚子一样时，妈妈就会用黄连水每天让我们浸泡，然后惊喜地看着肿胀一天天地消退。

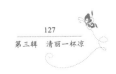

夏季，在四川的山区里，经常可以看到成年人捧着泡满黄连或者是黄连树叶子的水杯在慢悠悠地品着，那绵绵不绝的清苦味道该是铁观音或者碧螺春都无法比拟的吧。山区里的孩子们更是可爱，不管是口腔溃疡嗓子痛，还是肠炎痢疾，都会自己要着喝苦水呢。

黄连的妙处实在是言之不尽。没有人因为它苦不堪言，就嫌弃它，不用它，反而会把它视如珍宝。再苦的黄连水，喝时只要念叨两遍"良药苦口利于病"，都能一饮而尽。

突然间发现，黄连其实就是我们的消防队员，专泻心火。在这个多元化的时代，气候的异常，经济危机的暴发，竞争的激烈，心态的失衡，情感的反复……导致上火的人越来越多。黄连默默地用自己的一片苦心，清除人间的烦躁虚热，平息心中过盛的火气。那一杯君临天下的苦水，不知浇灭了多少欲望的火焰，洗去了多少尘世里的杂质，让多少浮躁的心灵归于宁静。

只有苦，才可以澄清心智。只有苦，才可以唤醒我们沉溺于甜蜜之乡中的味蕾。

每次一看到丁香，就会想起我遇到的一件关于丁香的趣事。

　　那天是端午节，我还是实习生，在急诊室陪老师值班。突然闯进来一名男性患者。说闯，是因为那位男子块头很大，高且胖，走路也快，猛然跨步进来就像一堵墙，能挡住一大片阳光。胖子还未开口就开始打嗝儿，一个接一个。嗝声响亮，像高八度的咏叹调，能分出好几个音阶。老师说："你看，这就是很明显的胃痉挛，顽固性呃逆。"几度中断后胖子终于结结巴巴地说清楚，是因为吃了冰箱的凉粽子，已经嗝了一天一夜，寝食不安，难受至极。

　　老师连忙让胖子躺在床上，嘱其深呼吸做吞咽动作，同时针灸胃脘、足三里等穴位，而我负责按摩其眉毛上的攒竹穴和鱼腰穴。听着胖子的咏叹调，手指便不由自主地加重了力气，似乎这样就能把他的呃逆快点压下去。差不多半个小时左右，胖子终于慢慢安静下来。老师又拿来中药房刚煎好的药汤让他喝下。胖子

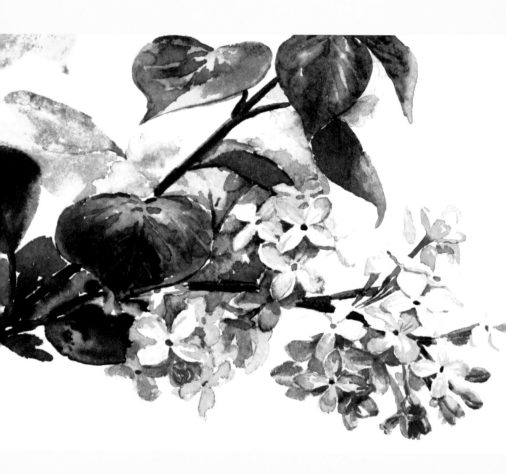

仰起头，咕噜咕噜一口气就灌了下去。喝完后突然皱着眉头问："这是什么药？"老师说："丁香柿蒂汤。"胖子听完也不回话，竟然用手猛地一拍桌子，张开嘴巴哈哈大笑起来。一贯经验丰富的老师也不明白发生了什么事儿，坐在那儿目瞪口呆。

笑毕，才知道原来这胖子喜欢钓鱼。每次钓鱼必用丁香油拌诱饵，收获颇丰。因为丁香油有一种类似发酵野果的果酒香味，鱼特别喜欢。药一入口胖子即感觉到有熟悉的丁香味道，所以发问，没想到真是。钓鱼的人今天自己也变成了一尾鱼。想到此，性情豪爽的胖子忍不住自顾自地拍桌子大笑起来。

听完胖子的一席话，我和老师也释然而乐。据说胖子从此再不钓鱼，大概是有了心结。

丁香油我也用过，而且从小就领略过多次。因为爱吃甜食，小小年纪就有龋齿。疼痛难忍时，父亲就会夹起绿豆大的一个棉球蘸上丁香油塞进牙洞。说不上是酸是涩是苦还是香，一放进去就晕了头，吐，吐不出来，咽也咽不进去，一种怪怪的味道能在喉头游荡很久。还好，牙痛总是能止住。丁香油不好闻大约是味道太浓烈，且加入了一些化学成分。幸好，我不会钓鱼，没有胖子那样的心结。

其实，丁香也是所有文人的心结。古人心思细腻，不知是谁发现丁香的花苞极似人的愁心，便开始用"丁香结"来表达愁绪哀怨。从《花间词》开始，"寸心恰似丁香结，看看瘦尽胸前雪"——被无情郎抛弃的少女，看到自己日益消瘦的酥胸，忧愁的心便如打结的丁香花苞，再也无法舒展。这可能是史上最早的"丁香结"。后来便有了牛峤的"自从南浦别，愁见丁香结"；李商隐的"芭蕉不展丁香结，同向春风各自愁"；李璟的"青鸟不传云外信，丁香空结雨中愁"……总之，丁香就这样承载着苦难和愁怨，在诗人们的笔下走了几千年，直至走成了那个撑着油纸伞在雨巷逢着的幽怨的姑娘。所有的丁香都让人感觉极尽哀怨，心凉如雨。

所以，丁香于文人，大约都是想见而又怕见，如多年后的初恋。而我在读《本草纲目》后发现，丁香其实一直是被误解的。时珍曰："丁香辛、温、无毒，温脾胃，止霍乱拥胀、风毒诸肿，齿疳。能发诸香。"可见丁香的本性并非忧愁与寒凉，而是如春风般的温暖，扶正祛邪，怡人心脾。

丁香因其香味独特和持久，还可除口臭，类似于现代的口香糖。关于丁香除臭有两则笑话。东汉应劭所著《汉官仪》中记载，桓帝刘志身边的侍中年迈口臭，刘志就拿太医酿成的鸡舌香（丁香）让他含在嘴里。因为此香微辣刺舌，老侍中就以为自己有过失，皇帝赐了毒药，不敢咀咽，回家要自行了断，招致全家哀泣。有同僚过访告诉他这是口香之药，笑他无知，才皆大欢喜。另一则是关于唐代著名宫廷诗人宋之问的。据说宋之问在武则天掌权时充文学侍从，他自恃仪表堂堂，又满腹诗文，理应受到武则天的重用。可事与愿违，武则天一直对他避而远之。他百思不得其解，于是写了一首诗呈现给武则天以期得到重视。谁知武则天读后对一近臣说："宋卿哪方面都不错，就是不知道自己有口臭的毛病。"宋闻之羞愧无比。从此以后，人们就经常看见他口含丁香以解其臭。

丁香又名"鸡舌香"。按北魏贾思勰《齐民要术》中的说法，丁香是俗名，正名应是"鸡舌香"，俗人以其"似丁子，故为丁子香也"。如何称"鸡舌"？丁香花绽开后是单薄的四瓣，顺理两向，正好合并起来是两个张开的鸡舌。丁香又有公丁香和母丁香之分。药用丁香是桃金娘科植物（一般的观赏花木丁香为木樨科植物），以花蕾和果实入药。通常把未开放的花蕾称为公丁香或雄丁香，而把未成熟的果实称为母丁香或雌丁香，其用法基本相同。常使用的是公丁香。采公丁香有讲究，要在花蕾由白色变绿色，最后变鲜红色时才采集。凡粒大花未开、香气强烈，且能沉于水中者为最佳。

我曾有幸见过一次丁香花。不是在江南寂寥的雨巷，而是在以冰雪闻名的哈尔滨。五月，高大的丁香树繁花似锦，一簇一簇，如云似海，像在下一场美丽的丁香雪。整个城市都沦陷在丁香花清香温柔的气息里。在这之前，我一直以为冰城是寒冷的，而丁香是柔弱的。它们之间怎么可能会有交集呢？原来并不是这样。丁香有着冰城的清凉与坚韧，冰城则有着丁香的温馨和芬芳，正如陪同的朋友所说，这是花与城的奇缘。

花与人也是有缘分的。一朵朵看似柔弱的花蕾刚好缓解了你的痛苦与折磨，不就是最美的缘分吗？若能再遇到那位呃逆的胖子，我一定会告诉他，大可不必有心结，学学晚年的杜甫——"深栽小斋后，庶使幽人占"。种一株丁香在后院，日夜沐浴在它温暖的芬芳里，人生再多的结又有何惧！

薄荷

香草美人

　　见到薄荷，感受它的气息，才忽然明白，原来这才是真正的"香草美人"。

　　薄荷大都自然生长在野外，和一般的野草差不多，花朵不妖娆也不绚丽，有心人才能发现它别有情致的韵味和与众不同的香味。薄荷纤细秀丽的枝条亭亭而立，椭圆形的叶片脉络清晰，色如碧玉，一对对顺着枝条整齐地向上伸展。枝条长得差不多齐腰时，一串串淡紫色的小花朵儿，从叶片的腋下钻出来，小巧玲珑，由下而上，从主枝条到次枝条。一朵花开两天，再开另一朵，像模特出场依次展示一般，花事可持续约一个月。枝条、叶子和小花朵儿，一切都是那么恬淡自然，有条不紊地舒展着，活脱脱一位清纯丽质的乡村美少女，在田园里尽情地表现她的美。

　　薄荷不择南方与北方，不选高原与平地，甚至不管肥沃与贫瘠，只要有充沛的雨水，它就会像风一样地生长。一夜雨后，田野、河边、湿地、菜园、院子，凡是有薄荷发芽的地方，碧绿青翠的一窜就是一大片，仿佛一夜就能把大地覆盖。薄荷最美的时刻是在雨后清晨。原本深碧的叶子被雨水浸润后更显素静幽婉，细细碎碎的淡紫色小花带着雨滴，清灵纯粹。这样的美好中似乎又透着一丝与生俱来的忧伤，让你突然间就会心生怜惜。

稍微近前，便有一股淡淡的清香似一阵若有若无的轻风，扑面而来。一种说不出的清爽从每一个毛孔渗入肌肤，每一个细胞瞬间变得通透空灵，灵魂像是被泉水洗过，刹那间神清气爽。

这种清冽，薄凉，淡雅，是独一无二的薄荷体香，闻过一次就再也无法忘记。不禁想起了书中描绘乾隆皇帝当年见香妃的情景："玉容未近，芳气袭来，既不是花香，又不是粉香，别有一种奇芳异馥，沁人心脾。"

缘于这特殊的香味，香妃有了不一样的人生。薄荷何尝不是如此。

有关薄荷的记载最早见于《唐本草》："菝、蕃荷菜、吴菝、南薄荷、金钱薄荷。时珍曰：薄荷，俗称也。"薄荷原本就是平常百姓餐桌上一种普普通通的青菜，后因其具有特殊香味的茎叶均可入药，"主贼风伤寒，发汗，恶气心腹胀满"，而转用为药和香料，也因此成为世界三大香料之一，获得"亚洲之香"的称号。

关于薄荷的来历还有一个美丽的传说。薄荷的原名来自希

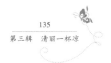

腊神话。冥王哈迪斯爱上了美丽的精灵曼茜，冥王的妻子佩瑟芬妮十分嫉妒。为了使冥王忘记曼茜，佩瑟芬妮将她变成了一株不起眼的小草，长在路边任人践踏。可是内心坚强善良的曼茜变成小草后，她身上却拥有了清凉迷人的芬芳，越是被摧折香就越浓烈，因此受到人们的喜爱，于是把这种草叫薄荷。所以薄荷又常常被称为"仙草"。

罗马人与希腊人都很喜欢薄荷的味道。在节日欢庆时，他们会把薄荷编织成花环佩带在身上。常用薄荷叶泡茶能消毒杀菌让口气清新，用薄荷茶雾蒸面，能缩细毛孔，柔软皮肤。用泡过茶的薄荷叶片敷在眼睛上会感觉到清凉，能解除眼睛疲劳，所以又把它叫作"眼睛草"。多吃新鲜的薄荷草还可以安抚愤怒、歇斯底里与恐惧的状态，能使人精神振奋……

记得几年前，有两位针灸专业的朋友，要跟医疗队到非洲的阿尔及利亚去做志愿者。走之前，她们专门带上了上百瓶清凉油，据说那儿的居民非常喜欢，甚至愿意用昂贵的物品来交换这些含有"亚洲之香"薄荷的小物件。

在炎热的夏日，更是处处可见薄荷的身影。薄荷糖、薄荷茶、薄荷牙膏、清凉油、人丹、十滴水、藿香正气水、润喉片、风油精、痱子粉、红花油、伤湿膏、薄荷精油……几乎没有人不曾享用过薄荷香草那淡淡的清凉气息。

享用一次，就会增添一份对它的依恋与喜爱。

薄荷的花语是"美德，再爱我一次，愿与你再次相逢"。寓意是薄荷具有野生、独立、清凉、生命力旺盛等良好的品

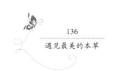

遇见最美的本草

德。它懂得迁就别人，给别人幸福，向往美好，尊重感情，却也有着自己独特的个性。

它随遇而安，无欲无求，可种籽，可分株，也可扦插。只要有水的地方，就能看到它把生命的美焕发到极致。

它不喧哗，不声张，不讨巧，不扭捏，自然地展示美和爱，不管在哪儿都散发着迷人的清香。

它不争不抢，不挤不要，只是默默地等待，哪怕等到凄冷忧伤。

人生的爱，常常亦会如薄荷一样，幸福中带着莫名的忧伤，渐渐凉薄。可是人生的爱原本也该和薄荷一样，不管怎样错过，怎样受伤，却一如既往地相信未来，相信等待，相信一定会有再一次的相逢，再一次的爱。

我们常常说"闻香识女人"。薄荷香清新可人，纯真感性。拥有薄荷香味的"香草美人"，该是轻盈美好，纯情淡雅的典型东方女性吧！

在《神农本草经》的薄荷歌中，有两句说得特别好："疏肝解表理中和，冷暖随心妙处多。"意思是薄荷因为轻扬发散的特性可以疏肝解郁让人心情舒畅。还有一个神奇的双重功效就是，热的时候能够让人清凉，冷的时候可以温暖身躯，所以冷热感冒都可以用上它。这样一位知冷知热、清新婉约、温柔可人如精灵般的"香草美人"，该是每一位男性心目中都曾向往过的梦中情人吧！

枸杞｜相思

相思是可以种的，譬如种红豆、种枸杞。

相比之下，我更愿意种枸杞。成熟的枸杞像火红的玛瑙一样闪亮，远比红豆漂亮，而且更实用。

夜读《本草纲目》枸杞篇，书中告诫出门远游的人，"勿食萝摩、枸杞二物"。为何呢？因此二物"补精益气"，容易引起人的生理欲望。不禁莞尔。古人真是太幽默，如此懂得未雨绸缪。我想，若是有人在外误食了枸杞，而此人品行端庄，自制力强，那也只是增加了对家人的渴念，待他忙完事务也必将归心似箭，速去速回。这也算是善事一桩吧。

要种枸杞其实并不容易。土要西夏干烈烈的黄土，水要奔流不息的黄河水，雨也得是塞上江南温柔细腻的雨，这一切还不够，还得有巍巍贺兰山一样的默默守护，枸杞树才会有滋有味地发芽生长。

如果有幸种活了枸杞，那你就等着收获相思吧。

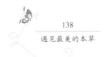

春天，在春风中唱着歌儿去采枸杞尖，嫩绿嫩绿的枸杞芽儿，可焯水凉拌，可文火素炒。那是最清最纯的相思，是嫩得可以掐出水来的相思，是青梅一样晶莹酸涩的初恋。

夏天，去看枸杞花儿吧。紫色的小花，娇小玲珑，密密匝匝，像星子落满山冈。那是梦幻一样美丽的相思，有淡淡的清香抚慰。这样的相思，带着甜美的惆怅，带着细密的缱绻。

秋天里，相思果一样的枸杞成熟了。娇滴滴，红艳艳，漫山遍野，染透秋光。这才是真正的相思。缠绵悱恻、情意无限、断肠蚀骨般的相思。滴滴是离人泪，串串是相思红。这样的相思可以成疾，可以让人欲去还留，欲行且住。只有种枸杞的人知道，这样的枸杞要晾晒，要让水分都蒸发掉，要让鲜红色变成微微的紫，要把那蚀骨的相思风干。这样才可永远贮存，才能让相思变成心口的朱砂痣。

成熟的枸杞最好和菊花一起来冲泡。清亮亮的沸水中，红红的枸杞鲜艳滋润，金黄色的小雏菊一朵一朵地绽放。晃一晃，是会动的水彩画。美极了。渐渐的，素水变成了淡淡的黄色，便多了一种意味。此物也相思，问君知不知？

或者用枸杞来泡酒，根据你的喜好再加点人参或是灵芝草什么的。不消几日，纯纯的清酒就被染成了红色。酒中飘浮的枸杞恰似一片朝霞，又像是新娘子刚掀起盖头的脸，绯红绯红。不喝，看着就已陶醉，淡酒变浓，薄情似乎也变得深了。

勤勉的人用枸杞来做药膳，便是古人说的"雪霁茆堂钟磬清，晨斋枸杞一杯羹"。清晨，钟声敲响，用小火熬一锅亮晶晶

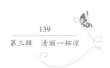

的粥，有小米的香，有枸杞的甜，是难舍难分的早餐。还有，炖银耳汤也一定要加几粒枸杞。漂亮的银耳汤最有诗意，所有的诗意都在那一抹红云里。没有枸杞的红，再白皙的莲子，再玲珑剔透的银耳也会黯淡无光。还有，清炖乌鸡，只需几粒清爽鲜红的枸杞就会抹去汤中所有的荤腥油腻，汤还是那个汤，却已是满目深情了。

这样的枸杞当然还要飘在白胡子医圣们的处方上。从古至今，从神农氏到张仲景再到李时珍；从龟鹿二仙胶到五子衍宗丸、杞菊地黄丸、左归丸、右归丸、还少丹等等。凡是精血不足，无论阴虚阳虚都离不了它。谁让它性平、味甘、补肾益精、养肝又明目呢。

冬天，去收枸杞根，也叫地骨皮。纠缠不清的相思都凉了，干了，枯了。月白风清，大地一片静寂。地骨皮味淡、性寒，可以凉血、清火、去虚热。

种枸杞多好啊。种一季枸杞，四季都有希望，四季都有相思陪伴，四季都不再寂寞。

说到枸杞种得好，还要数我的大妈，从二十五岁到六十五岁，她整整种了四十年。枸杞种了四十年，大伯失踪了四十年，大妈等了四十年。谁都不信大伯还活着，只有大妈信。她一个人带着俩儿子，傻傻地等，艰难地等。没想到大伯真的回来了，从海峡那边回来。战乱让他阴差阳错去了台湾，这一去就是少小离家老大还，乡音无改鬓毛衰。大伯哪里想到大妈还在等他，两个白发苍苍的老人抱头恸哭。

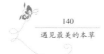

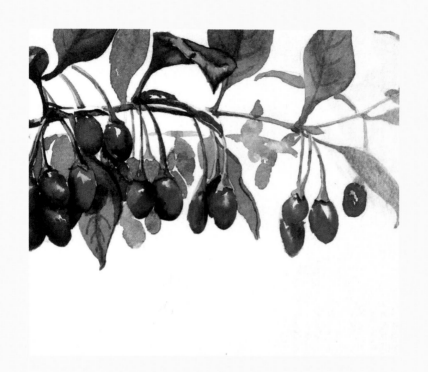

　　大伯一回来，大妈像是年轻了十岁，穿着新年里才会穿的红棉袄，映得整张脸红扑扑的，像秋天的枸杞一样，特别动人。

　　大伯帮大妈修了新房，又给儿子儿媳孙子都换了新装，安排妥当，才依依不舍回台湾。他不得不走，台湾还有另一个家，台湾的小妈那边也有两个儿子。从照片上看，小妈比大妈明显年轻，好看，有一种知性的美。大伯走时信誓旦旦地说，明年再带上孩子回来看大妈。通情达理的大妈含泪点头。可世事难料，大伯这一去却再也不能回，因心脏病突发去世。大妈

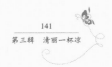

闻知噩耗晕倒在地，翌年在山上立了一座衣冠冢以寄哀思。

大妈的枸杞树渐渐枯萎了。从此，要强的大妈茶饭不思，卧病在床。

大妈和小妈，这两个素不相识的女人却在这时开始频繁地联络起来。开始是小妈给大妈写信，和大伯活着时一样寄来衣物和钱。大妈不识字，总是让我帮她回信，说生活已经很好，让小妈不要再寄东西。小妈的字很娟秀，信也写得极好，一看就是文化人。除了叮嘱大妈注意身体，还回忆起大伯活着时很多有趣的片断。我念信的时候大妈听得特别认真，一会儿哭一会儿笑。小妈来信很勤，几乎一个月一封。大妈的笑容渐渐多了起来。回信却很难，因为大妈是个老实人，说来说去就是那几句话。有一次，小妈给大妈寄来了一件旗袍，紫红色，丝丝滑滑的料子，绣着粉粉的牡丹，非常漂亮。大妈哭了，她用粗糙的手摩挲着旗袍说："这么贵重的衣服哪里是我穿的，这比我结婚时穿的衣服还好看呢！"的确，这衣服适合城里的老太太，和满脸皱纹的大妈实在不相称。可是谁都能看出，大妈却是欢喜的，异常欢喜。大妈此时已能下床行走。

这一次，大妈也给小妈回赠了礼物，一大包紫红的枸杞，还有三双大妈亲手纳的千层底布鞋。回信的时候，我偷偷地在信的后面加了一句："小妈你真好，就像我大妈种的那一味中药枸杞，好看又贴心。"

槐米 槐花散

在我的印象中，家乡的槐树似乎是不用种的，家家门前都有几棵。枣树拴牛，槐树乘凉。拴过牛的枣树结的枣子多，又大又甜。能乘凉的槐树都是十几年以上，花开得旺，树长得粗，叶子特别绿，有灵性。最老最粗的是村北头磨盘边的那一棵，几个人才能抱住。花开时，层层叠叠，像落满了雪的圣诞树，美得人心慌。炎夏，树下即是公园，男人玩牌下棋，女人聊天做针线，孩子嬉戏打闹……树上是鸟和蜜蜂的天堂，嗡嗡嘤嘤，彻夜不眠。

儿时，不稀罕什么桃花、杏花、梨花，只喜欢槐花。因为槐花是可以吃的，能解馋。槐花一开，就是甜蜜蜜的一片，是春天里舌尖最美的艳遇。看着看着就会咽口水，甜蜜在心里融化。槐花刚开，便呼朋引伴，兴冲冲地拿上长竹竿、钩子、竹篮爬上树去捋槐花。这是唯一好玩又被大人允许的运动，能不高兴吗？槐花是知情的，它从来不会让我们失望，一大串一大串的，带着洁

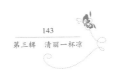

白的芬芳，微笑着就跳了下来。

槐花是配米做成槐花饭，配面烙成槐花饼，配鸡蛋做成槐花汤，还是别出心裁地做成什么新花样，就不再是我们操心的范围，那都是母亲的事。从她手里变出的戏法永远新鲜，百吃不厌。

吃不完的槐花会晒干，晒干的槐花归父亲，那都是父亲的宝贝。因槐花可入药，晒干的槐花也叫槐米，李时珍说：槐花味苦、色黄、气凉，阳明、厥阴血分药也。

用这些花花草草炮制偏方是父亲的拿手好戏，又经济又实惠。父亲不怕麻烦，他把干透的槐花放在锅里用小火细细地炒，炒后再碾成细细的粉。再把柏叶、荆芥、枳壳也如法炮制。这些细末各等份加在一起就是有名的"槐花散"，清肠止血，疏风散热，治疗湿热型痔疮便血疗效最佳。

痔疮是暗疾，是人体最隐秘的疼痛。十人九痔。看不见的痔是层层的雷管，潜伏在那个原本就逼仄的角落，碰不得，一碰就是一片狼藉。人人都怕。

我实在没有办法把美丽的槐花和丑陋的痔疮联系在一起。所以，我总是用怀疑的眼光看着父亲配槐花散，暗地里为槐花惋惜。我所知道的诗人里，白居易最喜欢槐花，写槐花的诗一首接一首。他说："薄暮宅门前，槐花深一寸"；"袅袅秋风多，槐花半成实"；"黄昏独立佛堂前，满地槐花满树蝉"；"槐花雨润新秋地，桐叶风翻欲夜天"……白居易从来不摘槐花，他就是眼睁睁地看着槐花落，一层又一层，白茫茫的一片，感伤得

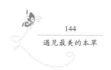

遇见最美的本草

不行。若是他看到我父亲这样糟蹋槐花，不知道会伤心成什么样。可惜，不管我持什么怀疑态度，父亲的槐花散还是用得非常快，年年配制年年空缺。

直到踏上医学这条道才明白，许多时候我们的目光真是如鸡雏一样短浅，只知道在地上觅食，看到的就是蒲团那么大块地方。

槐花不，它比我们看得远多了。它是用它的玉洁、冰清、细腻、芬芳来缓解和消除人们的痛苦。如春风，如细雨，是一朵一朵最温柔的安慰，是祖母之手，是古老的神谕。

一次一次在雪白的处方笺上像父亲一样写下："槐花散，一次六克，冲服。"记忆中的槐花像雪片一样纷纷飘落。我荣幸地可以见证槐米一次又一次地绽放。不同的人群，不同的面庞，不同的年龄，他们的纠结、烦躁、瘀阻，遇到槐花便消散了。

不知道为什么，城市里的槐树特别少，能看到槐花已成奢侈。槐花开始在想象中变得越来越高贵、圣洁、美丽。或许是真的开始成熟了吧，安静的时候，开始越来越多地想念儿时的槐花，想念儿时的"圣诞树"。

五一，送女儿去学校。在校园内忽然看到一棵大树，挂满一串串的花儿，以为是槐花，欣喜不已。走近一看，原来是枫杨，空欢喜一场。回家时在汉江一桥桥头，又发现一树雪白，极似槐花。桥头不能停车，车开出很远后停下，返回细看。这一次真的是槐花，香味依旧，花朵也是依旧，洁白如初。只是槐树的叶子布满灰尘，被累累的花朵坠得很低，不堪重负的样子。想摘几朵带回去，却根本够不着。看着看着，想起儿时的槐花饭，想起走远的母亲，眼泪就淌了出来。

晚上回去，心里依然不能平静，给老家的大嫂打了电话，急冲冲地问："村北头的大槐树开花了吧？"大嫂幽幽地说："槐树早就不在了，你还不知道啊？""为什么？"我忙问。"还记得和你同岁的栓柱吧？他在外面当包工头，发财了。媳妇在家带孩子，伺候老人。本来挺好的日子，可媳妇有一次突然去城里，发现栓柱在城里还有一个家，回来后就想不开，在槐树上打了个结，钻了进去。后来大家都说槐树再留下不吉利，就连根刨掉。"

"啊……"

我的心一下子沉了下去，一直沉到了冰窟里。那可是棵老"树神"啊！是给予我们丰满童年的"圣诞老人"啊！怎么会是这么一个结局呢？我心里实在无法接受。可不接受又能怎么样呢？

槐花散，也许，终究什么都会散的吧。

可我还是宁愿这样的散，散的只是痔，是心结，是人生原本多出的那一节。

遇见最美的本草

陷阱　马兜铃

　　篆刻家柴有炜从神农架原始森林回来，无意中捎回两片看似无用已近干枯的叶子。正准备扔掉，忽然发现叶子上有小肉虫蠕动，细看叶子背面还有卵，十多粒虫卵，正在孵化。再凝神观察，那小肉虫光滑丑陋，倒很像是蝴蝶的前身，而且极有可能是珍贵的凤蝶类。从小就对蝴蝶非常喜爱且颇有研究的柴大师亦喜亦忧。喜的是缘分，竟有蝴蝶千里迢迢以这样的方式追随自己；忧的是喂养，怎样才能把这些可爱的小东西养大呢？

　　柴大师开始去给蝴蝶找食物，找什么食物呢？去找凤蝶类最爱的寄主马兜铃。漫山遍野地寻找，功夫不负有心人，终于在人迹罕至的深山林洼中发现了爬山虎一样的马兜铃，柴大师如获至宝，遂整株整株地移回来种进自家的小院子里。

　　如果不是因为蝴蝶，谁会愿意在自己家的院子里种马兜铃呢？马兜铃的花儿虽然也还漂亮，可是散发着臭味。原本，作为一味中药，马兜铃全株都是宝，它的果实清肺化痰、止咳平喘；茎秆俗称天仙藤，有理气、祛湿、活血止痛等功效；其根茎又称为青木香，是行气止痛、解毒消肿的良药。然而近年来国内外发现马兜铃酸与一种间质性肾病和泌尿系癌症有关。国家食品药品监督管理局已开始慢慢限制或禁止使用某些含有马兜铃酸的药物。有了这种可怕的关联，谁还会喜欢它呢？

幸好，还有蝴蝶喜欢。

小青虫们欢欢喜喜，没日没夜地爬在马兜铃的叶子上。当然，主要还是吃，像蚕宝宝一样，不声不响地贪吃，速度快得惊人。几天过去，马兜铃美丽的叶子就变得乱七八糟，千疮百孔。可马兜铃好像并不在乎，极尽包容，无怨无悔，长出更多的叶片来。

小青虫长大了，就像蚕一样开始织茧。待马兜铃开花的时候，小青虫们已经破茧而出。原来真的是凤蝶呢，而且是最大最美的金裳凤蝶。一只一只，昂着头，扑闪着金色的翅膀，在花丛中飘来滑去，王妃一样的高贵。马兜铃的花朵凌晨开放，长长的花朵，上面是大喇叭，下面是小漏斗。蝴蝶们伸出长长的触角想去漏斗里探寻花蜜，可这个"漏斗"太深太长还有莫名的臭味，最后都吓得缩了回去。只有一些身材瘦小的小蝇们自由自在地在小漏斗里出出进进。看到这些，蝴蝶们很有些生气。可是它们哪里知道，这其实是马兜铃给小蝇设下的陷阱呢。

马兜铃花的雄蕊和雌蕊都长在漏斗的底部，没办法给自己授粉，只好请小蝇（潜叶蝇类）们进来当"媒人"。马兜铃花多在清晨开放，花开的同时会散发出一种腐臭气味，那些习惯于

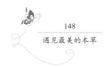

在腐败物上觅食的小蝇就被吸引过来，在喇叭口上转来转去，不久便向气味最浓的漏斗底部钻去。由于漏斗中倒向的毛刺挡住了出口，许进不许出。小蝇们在里面吃饱后想出去松松翅膀，东钻西爬地始终找不到出口，只能在里面过夜。第二天凌晨花药开裂，散出花粉。小蝇在继续乱钻的过程中，多毛的身上便沾了许多花粉。这时漏斗中的毛刺开始变软、萎缩并贴紧在漏斗四周。于是漏斗管又成为一条可以通行的道路，小蝇们得以顺利地背着花粉爬出来，展翅飞去。天亮了，又有马兜铃花在开放。当小蝇闻到那股熟悉的臭味时，不需多想，便又轻车熟路地钻进去。它不知道，就它这轻轻地一钻，已尽数将花粉抖落在另一朵花的花蕊里。就这样，聪明的马兜铃成功地让小蝇们为自己完成了繁衍传承的重任。

多浇了几次水，马兜铃就更不老实了。像一匹脱缰的小马撒着欢子在围墙上奔突起来。没过几天，绿茵茵的叶子和花朵、果实就把围墙铺盖得严严实实。有些还窜到对面的高楼上，想和爬山虎亲热亲热。风一吹，那些犹如骏马脖子下面挂着的铃铛一样的果实就晃了起来，真像是有许多骏马在奔驰。蝴蝶们也不示弱，在花丛中穿来穿去。"才随游蜂入小院，又追飞絮过东墙。"可一到晚上，蝴蝶们就会听话地归巢、敛翅，很乖巧地回到马兜铃的怀抱。星光下，看到这样的情景，不是庄周，也该会梦蝶的吧。清晨，柴大师一梦醒来，操刀便用梅花篆体刻下闲章一枚：穿花蛱蝶深深见，点水蜻蜓款款飞。

可惜，蝴蝶飞不过冬天。夜深白露冷，蝶梦了无痕。第

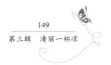

第三辑　清丽一杯凉

二年，蝴蝶没了。马兜铃却越发地茂盛起来。不光花儿开得招摇，那藤蔓间的铃铛也摇得更响，似乎在呼唤什么。可惜再也没有美丽的金裳凤蝶翩翩起舞了。朋友们和柴老师打趣，说走在路上，柴老师常常恍惚，迎面碰见了亮色花衣的女子，都会多看两眼，以为是他家的金裳凤蝶又飞回来了呢！马兜铃花长长的漏斗是小蝇们的"陷阱"，而那两片不期而至的小叶片会不会也是马兜铃给柴老师设下的"陷阱"呢？

这样的"陷阱"大约是美丽的，也是柴老师甘愿的。别人都说，把这些无用又气味难闻的马兜铃锄掉吧。可柴老师终究舍不得——谁知道，万一蝴蝶什么时候又飞回来了呢？

我没有柴老师对蝴蝶那样的钟情，只是很好奇蝴蝶的肠胃。它们吞下了那么多的马兜铃酸，为什么却安然无恙？鸡能够吞下石子是因为鸡的胃囊中有特殊的构造"鸡内金"，可以消化掉石子。现在临床上常常用鸡内金来治疗结石病，取得了非常好的疗效。靠吃马兜铃生存下来的金裳凤蝶体内有什么样的特殊构造？它们又是用什么来破译马兜铃酸的毒性密码呢？如果人类能够破译这个密码，那些马兜铃酸引起的肾病和问题基因也该迎刃而解了吧？

我一直觉得，神奇的大自然，既然赐予我们马兜铃这样充满灵性的植物，一定不是只用"马兜铃酸"来为我们的健康设下陷阱。不过是我们人类太愚钝，一直没能找到破解它的金钥匙。如果有一天，能够破译这一切，人类也一定和蝴蝶一样可以充分应用和亲近马兜铃了。

布衣暖
菜根香

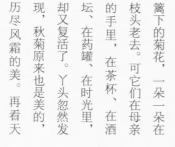

篱下的菊花，一朵一朵在枝头老去。可它们在母亲的手里，在茶杯、在酒坛、在药罐、在时光里，却又复活了。丫头忽然发现，秋菊原来也是美的，历尽风霜的美。再看天空，已经云淡风轻。

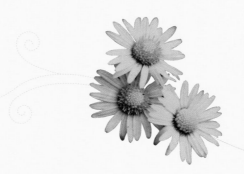

百合 月满花枝

　　父亲有一老友姓林，骨骼清瘦但精神矍铄，会给人相面打卦看风水，还有一肚子典故野史，我们都很喜欢他。一日，他和父亲对饮，薄醉微醺时，父亲说："老林，你看我们家二丫头，长相也不丑，属老虎的，快满二十七了，这婚姻大事八字还没一撇，你给她打一卦。"只见林伯伯伸出指头掐算了几个回合就说："没事儿，二丫头五行属水，在她卧室的西南方摆一盆百合，就等着请我喝喜酒吧。"二丫头是我二姐，当时正在一个偏远的乡村中学当老师，接触的人太少，婚姻大事自然是一拖再拖。在农村，姑娘一过二十五就是"剩女"了。

　　没过多久，我们家院子里就多了两株百合。不知道父亲是从哪儿弄回来的，叶子和秆都细黄细黄的，完全是俩缺衣少食、发育不良的小不点。没想到春天来临时它们一下子就蹿出老高，花苞也打满了，只有叶子还是又细又长，极不相称。宛如一个瘦骨伶仃的小丫头长到十八岁，突然间就蹿了个儿，长胳膊长腿，衣服短了一大截。幸好灰不溜秋的小脸蛋开始变成小莲花，一天比一天水灵。百合花儿一开，就收不住啦，一朵赶一朵。我数了数，大约有一二十朵。纤细的花秆上挂满了洁白的花朵，那么大又那么多，漂亮得让人不敢相信，以为是假的哩。在百合花开的日子，天似乎特别蓝，水也特别清，院子里很安静，空气中弥漫着一种清新而明净的气息。我最大的乐趣就是天天去和百合比高矮，然后屏住呼吸数花朵。有时候忍不住偷偷地去摸一摸花瓣，竟是那样的细腻柔软，凉凉的，滑滑的，好像摸在一片月光上。父亲和母亲看着也不发脾气，变得温柔又亲切。

有趣的是，那一年入秋，二姐真就遇到了她的如意郎君，也就是我现在的二姐夫。后来我才知道，那两株美丽的百合就是罕见的白色山丹丹花，野百合的一种。据说，这野百合开花的朵数和年龄有关，一年一朵。那两株百合岂不是和我们一样，生长了一二十年？真是太神奇了！

那一年，我们村子里还发生了一件大事，村北头的冷婶疯了。冷婶一会儿哭一会儿笑，总是大呼小叫，疑神疑鬼。起因是冷叔搭便车去城里卖粮时突然出了车祸。家人请了巫婆给冷婶"驱邪"，说是鬼怪附身，可是驱了多次没有好转，反而越来越重。冷婶是从外地嫁进我们村的，刚来时一张圆脸红扑扑的，病后就越来越瘦，红扑扑的圆脸瘦成了一张白纸，看起来很恐怖。我们在路上碰到冷婶，就吓得赶快跑，大声说疯子来了。有一次，我飞快地跑进院子，喘着粗气还在叫着："疯子来

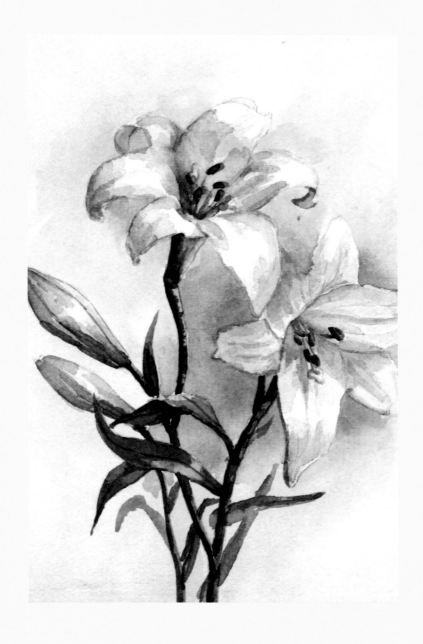

啦！"恰巧父亲在家，他大声训斥："什么疯子，你冷婶不是疯子，她是生病了，百合病。"我吓得连忙噤了声。心里却在嘀咕："又在唬小孩儿吧，百合病，哪有这样奇怪的病？"

谁知，是我错怪了父亲，还真是有百合病。

学医后才知道，百合一名的来历，不是因其花，而是因其根。《神农本草经》记载："百合，其形似蒜，因其根茎由多数肉质鳞片抱合，可治百合病而得名。"

原来，百合就是专治百合病的。捎带着祝福天下有情人百年好合。

《金匮要略》中记载百合病的症状是："欲睡不能眠，欲行不能走，欲食不能吃，忽冷忽热，忽自言自语，忽沉默不语，伴口苦、尿赤、脉数。"这是什么表现啊，不就是精神病吗？没错，西医就是这样的称谓。再文雅点就是神经衰弱，癔症。中医的病名有许多都和西医不一样。譬如"乳腺癌"中医叫"乳岩"；"冠心病"中医叫"胸痹"……粗一看，不解，再看，就耐人寻味。相比之下，中医病名表述得更形象、更古典，透着古文化的雅。

《本草纲目》中，对百合的药性做了详细的记述："味甘、平，无毒，主治邪气腹胀心痛，利大小便，补中益气。安心定胆益志，治百合病。温肺止嗽。"

当我懂得这些时，冷婶的病早就治好了，还能帮忙带孙子。据说冷婶的儿子很争气，在部队当了大官。可惜的是我们家的那两株百合在一次一次的搬家途中早已化作香魂一缕。

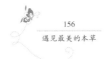

又见野百合是在南漳漫云村，一个古老得不能再古老的村落。深山里的漫云村有历经四百多年的古树、古山寨、古街道、古民居、古墓和古作坊。三面环水，一面傍山，晨雾朦胧，走在漫云村的青石板上真是犹如在云中漫步。就在这漫步中，我们看到了奇景。约好了似的，在每一户的古民居前都盛开着一丛一丛的百合。那些百合足有二米多高，开满了洁白硕大的花朵，好似一群衣袂飘飘的仙女从天而降。我们都看呆了，跑到一家门前数了起来，一朵、两朵、三朵……竟然有六七十朵，和古民居现住的主人年纪差不离。问起主人，这株百合有多少年了。他腼腆地笑着说："从小时候起就有了，可能是祖上留下的吧，还不是期望子子孙孙世世代代百年好合。"是啊，谁不是这样呢！只是，在岁月的风尘里，这些青砖灰瓦、飞檐画壁的古民居早已写满沧桑，而百合花却历久弥新，异常美丽。

"更乞两丛香百合，七十老翁尚童心。"这是我喜欢的诗人陆游的诗。七十高龄的陆游还在窗前的小土丘上种花，有兰花，有玉簪花，可他无论如何还要再弄来两丛香百合。真的是童心大发吗？我看不是。一个"乞"字看得人心生凄凉。乞求百年好合，这不正是他一生情感的写照吗？诗人的一生都在思念唐婉，从伉俪情深到"执手相看泪眼"。三十四岁时游沈园偶遇唐婉写下《钗头凤》；六十三岁忆唐婉采菊写下《菊枕诗》；六十七岁复游沈园题诗壁间；七十五岁为纪念唐婉逝世四十周年写下《沈园》二绝句；八十一岁梦游沈园醒来写下《梦游沈家园》；八十四岁辞世前一年，不顾年迈体弱最后游沈园，再作《春游》诗。这位多情而孤独的老人，晚年踽踽独行，无时无刻不在思念唐婉，魂牵梦绕。窗前香百合盛开的夜晚，他是做着与唐婉花好月圆的梦吗？其实陆游自己已给出过答案，他在另一首诗中写道："方石斛栽香百合，小盆山养水黄杨。老翁不是童儿态，无奈庵中白日长。"白日长，可见他是多么寂寞啊，无奈中只能和花儿相对，期盼着月满花枝，百年好合吧！

二月或八月，从泥土里取出百合的根，分开、洗净、略烫、晒干，就是中药房里最漂亮的一味。每一瓣都晶莹剔透，洁白如玉，如梅花片片，白云朵朵。放一片在掌心，凉凉的，滑滑的，润润的，好像捧着一缕月光。是的，还是童年的那一片月光，依然是那美丽的花瓣，只是她们分明已经长大了，从天真走向了深邃，从幼稚走向了成熟，从新月变成了满月。

《圣经》里耶稣带着十二个门徒走路，看到路边有野生的百合花，就说："你们知道吗？即使在所罗门王一生最富有的时候，国库的宝藏都比不上这一朵野百合。"我觉得这真是《圣经》里最美的一句话。

做一株野百合吧，再多的权力和财富也比不过百合的善与美，也抵不过百合生命里的月满花枝！

蔓菁

布衣暖 菜根香

小雪腌菜，大雪腌肉。襄阳的女子会不会过日子，会不会持家，就看你蔓菁疙瘩腌得好不好。三腌五卤六晒后，用卤水把蔓菁疙瘩完全淹住，密封缸口，只等数月后检验结果。

来过襄阳的人一定都知道诸葛菜。李时珍说："芜菁，北人称之为蔓菁，蜀人称之为诸葛菜。"蔓菁可食可药。诸葛菜是襄阳的文化名菜，号称"中国一绝"。

叫诸葛菜是因诸葛亮是腌制蔓菁的创始人。东汉末年，诸葛亮隐居古隆中，每当秋天，他就把称为"蔓茎"的野菜挖回来凉拌下饭吃。有一次诸葛亮出门访友，临走前做了一盘蔓茎丝，数天后回家，见没有吃完的蔓茎丝并无异味，就试尝了一下，又脆又嫩，非常可口，立即悟出了其中的奥妙。新鲜的蔓菁用盐多腌一些时间就能变成美味佳肴。后来，诸葛亮辅佐刘备联吴抗曹，士兵们常常缺菜吃，诸葛亮就派人到襄阳采买腌过的蔓菁疙瘩，带起来方便，好吃，又不会变质，改善了士兵的饮食，也间接提高了联军的战斗力。缺衣少食的年代，襄阳的蔓菁疙瘩在人们生活中起了大作用，人们自然想起诸葛亮，就把蔓菁叫作"诸葛菜"。

冬种蔓菁春采荼，"春色属蔓菁"。阳春三月，桃李花一谢，蔓菁就要开花了。山坡上、田野里到处都是蔓菁的小黄花，团团簇簇，漫天遍野。看那些小朵的黄花衬着细细碎碎绿绿的叶子，又朴素又静谧，吹着柔柔的春风，要多自在有多自在。

蔓菁、蔓菁，多么清雅幽香的名字，最适合女孩子。在《诗经》里它还有一个名字叫葑，也简单得可爱。只是那些"爰采葑矣，沫之东矣""采葑采菲，无以下体""采葑采菲，首阳之东"的诗句，有点幽怨有点薄凉。可那毕竟是诗啊，我们寻常人家的女孩子，能有菜根果腹，有布衣暖身就已笑靥如花。

立秋到，蔓菁黄。这时才真的是要采蔓菁了。秋雨后，不费劲，轻轻一扯，蔓菁疙瘩就欢快地跳了出来，长得不漂亮也不自卑，青中泛点紫，陀螺模样却不圆滑，大大的脑袋，疙里疙瘩，毛手毛脚，活脱脱一副天不怕地不怕的野小子形象。你想咬一口，那也可以啊，只要你不怕它又呛又辣让你挤鼻子瞪眼弄一脸狼狈。

小雪腌菜，大雪腌肉。小雪一到，洗坛子洗缸，准备请蔓菁入瓮。说什么？不想去。不想去也不行。谁让你那么冲呢？要收收你的心，驯驯你的野性子。坛子缸啊罐啊不论大小只要陶制的就好。襄阳女子都会腌蔓菁疙瘩。要说腌得最好的，当属襄阳东津女子。因为东津得汉水之利，沙土地为多，长出的蔓菁特别滋润清脆。在东津老宅，家家户户院子里必有一排大缸。有的还埋在地下。地上的腌蔓菁，地下的封黄酒。因为水质好，东津的地封酒也是襄阳一绝。一早一晚，东津的老人都是边嚼咸菜边啜小黄酒，那香味真是你走多远它就能追多远。

　　还是说说怎么腌蔓菁吧。像列方程式，得一步一步来，不过它可比做方程式简单有趣得多。先是净身，用刀削掉蔓菁的叶子和根须，清洗晾晒干净。再是入瓮，一层疙瘩一层盐，如士兵站队码得整整齐齐，封好。一个星期后，挑个晴好的天气，起出，控干水分，晾晒干后再放回去。然后倒入已准备好的花椒大料水，泡两个星期后再翻出晾晒。如此反复，直至三腌五卤六晒后，再入缸，用卤水把蔓菁疙瘩完全淹住，密封缸口。终于大功告成，只等数月后检验结果。

　　一家人开始耐心而漫长的等待。最着急的是新媳妇，刚到婆家露的第一手可千万别砸在这缸里啊！扬眉吐气的第一口就在这缸里啊！好多次都想偷偷地掀开看一下，可摸摸盖子又放下，想起母亲的交代，要忍住，千万不能露白，一露白这缸菜就算废了。过日子何尝不是这样。新媳妇不知道，比自己还煎熬的其实在缸里。一个一个可爱的蔓菁疙瘩啊，哪里受过这样的罪？没有自由，没有氧气，只有酸甜苦辣的水日日浸泡。这不是光阴这是剑，一天一天地在磨砺。

　　一般的腌菜只要二十天就可以出缸。可诸葛菜不行。它要几个月，至少三个月，一年半载的最好。没有足够的岁月，就没有足够的成熟。

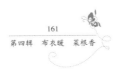

蔓菁疙瘩要出缸了。这一天是个重要的日子。晴朗的天气，一家人都围在缸前。年老的长辈洗净手，先揭缸盖，再揭塑料膜，再一层一层地挪走塞得紧紧的玉米壳子。屏住呼吸，等待掀开最后的面纱。揭开了揭开了，哪里还有青青的蔓菁疙瘩，全都变成了非洲黑丫头，油光发亮的黑，瘦了一圈，软软的腰身都露出来了。爷爷率先拿出一个，闪亮的刀咔嚓一声，变成了两半。爷爷拿一半，奶奶拿一半，先是细细地看，均匀的褐黄色，透亮的纹理清晰可见；再是细细地闻，一股浓浓的咸香味铺天盖地般的涌来；最后就是细细地咬上一口，轻轻慢慢地咀嚼。好了好了，微笑从奶奶的脸上溢出来了，爷爷在频频地点头。这一关就算过了。新媳妇悬了一年的心终于放了下来。未来的日子将会像这蔓菁疙瘩一样的透亮，醇香。

　　奶奶最喜欢把蔓菁疙瘩切成正方形的小块，和五花肉一起红烧。不放盐，五花肉的油腻被蔓菁吸得一干二净，蔓菁的咸卤香被五花肉吸了个满怀。那可是一屋子一院子一条街的香味啊。闻到的人都说，这家今天一定是来客人啦。因为，这样的大碗菜不到年节、不是来了贵客可是很难见到的。五花肉肥而不腻，咸菜烂熟于心，就着浓香来一碗白米饭，风卷残云，三分钟就是一大碗，过瘾！

　　妈妈喜欢把诸葛菜切成细丝点缀黄姜丝红椒丝，或凉拌或小磨芝麻油素炒，入象牙白小瓷碟。夹三两根入口细嚼，清、脆、嫩、爽，比新鲜的西芹和竹笋还要清脆，是"清泉滴秋岩"，味蕾瞬间被唤醒。再配上新鲜的小米粥，素白的小馒头，

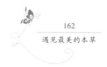

满心的妥帖和温暖，简直有"花开野径清"的至美！

　　冬天，有雪的夜晚，就着咸菜吃完热乎乎的小米粥，翻书。看张岱在《夜航船》中说："蜀人呼之为诸葛菜。其菜有五美：可以生食，一美；可菹酸菜，二美；根可充饥，三美；生食消痰止咳，四美；煮食可补人，五美。故又为五美菜。"

　　这真是蔓菁美，布衣暖，菜根香，读书滋味长啊！过这样的日子，想不美都难！

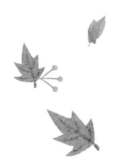

紫花地丁 流星雨

　　早起去上班，边开车边听电台的直播节目。一位听众打进电话质问主持人："你昨天在节目中说晚上有流星雨，我大冷的天守了一夜，一颗流星也没看到，这是为什么？"这么会刁难的听众，主持人该怎样回答呢？"看流星大概也是需要天时、地利、人和的哦，我长这么大别说流星雨，连一颗流星也没看到过呢！"主持人甜甜的声音从电波里传来。打进电话的听众似乎很满意，没再说什么。听声音，主持人和听众可能都是90后，可爱、朝气蓬勃、活力十足。

　　这些在城市长大的孩子真可怜，连流星都没见过。我们小时候该看过多少次流星啊！夏天的晚上，月挂中天，躺在院子中央的凉席上，流星常常像萤火虫一样飞来飞去，我们都不屑一顾。祖母说那些流星都是调皮的家伙，在天庭不好好混，被罚下凡间，下辈子只能做野花野草被人踩，最没出息。

　　春天来了，我也是很没出息的样子，天天和曾祖母去野地

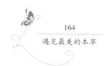

遇见最美的本草

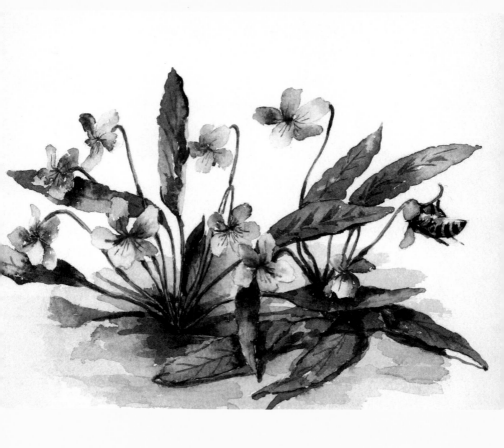

里挖野草，那个时候，曾祖母已经很老很老了，走路走得特别慢，说话也特别慢。我总是追着她问："到底哪一朵野花哪一株小草是流星变的？"忙碌的曾祖母总是不耐烦，说："自己找去，小孩子哪有那么多事！"

早开的小花可真多，蒲公英很漂亮，可是太热情；婆婆纳也很美，可是星星点点的好小气；还有一种白色的小玉兰也很美，可是太清高。只有紫花地丁不同，看一眼就会被吸引，是一袭一见犹怜的紫，是一双迷蒙蒙的眼。瞥一眼，就会情不自禁地蹲下去，想和它说悄悄话，想逗它笑一笑，想和它手挽手地做一次小游戏。是的，一定是它，这些紫花地丁一定就是那些流星变的，原来是躲在这儿呢！

爱上紫花地丁是在那个春天的午后，阳光暖暖地照着，门前的晒场上花团锦簇，左边金黄的是蒲公英，中间绿缨缨的是车前草，右边紫紫的是紫花地丁。这一大片全是我的功劳，大清早就提着篮子去田野里一棵一棵拎回来的。阳光下，车前草叶子变软了，蒲公英也开始失去光泽，可它的花朵还是金黄色，亮亮的，我觉得它们只是回到了太阳的身边，一点也不忧伤。只有紫花地丁蔫蔫的，花儿和叶子缩成一团，头低得很低很低，小脸憋得酱紫酱紫的，像一个个可怜的孩子，挨了揍还不敢出声。清晨的鲜嫩和水灵呢？那一刻，看得我的心软软的，像是要碎了。

从那天起，我发誓再也不挖紫花地丁了，只挖蒲公英、车前草还有猫儿眼。曾祖父抱怨说每年的紫花地丁总是不够用，

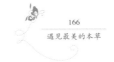

遇见最美的本草

我就在旁边听着，不吭声，偷偷地得意。紫花地丁是鲜活和明亮的；是田野里最动人的流星，怎么可以采回？它是自由的鸟儿，要在春天里放歌，它是可爱的精灵，要等着天庭的召令，怎么可以采回？

曾祖父是个"老外科"，有很长很长的白胡子，会烧制数种膏贴，专治肿毒恶疮。用曾祖母的话说就是"卖狗皮膏药的"。曾祖父好像也很喜欢紫花地丁。

地丁最苦。曾祖父常常一边喝酒一边说："越苦越好，败毒。就和这酒一样。"说着曾祖父又喝一口。痈疽发背，无名诸肿，贴之如神。曾祖父一喝多就开始念他的"四字经"，开始讲他的"红楼梦"："从前啊，山上有个尼姑庵，庵内有一漂亮的尼姑，有一天尼姑突然患了'搭背'，又红又肿，热乎乎的，后背隆起一个大馒头，疼痛难忍，怎么办呢？山高水远，求医无处，也不好意思和他人说。这尼姑天天诵经念佛，许是感动了佛祖，晚上做了一个梦，用紫花地丁和白面，再醋浸一夜，然后贴到背上。这个尼姑醒来后赶快去山上挖来紫花地丁，一试，果然几天后就慢慢好了。"

"苦地丁是好东西啊！"曾祖父讲一遍就感叹一遍。

这个尼姑的故事被曾祖父讲过无数遍，讲一次就会被曾祖母挖苦一次："你是后悔人家尼姑没遇到你这个卖狗皮膏药的吧？"曾祖父并不理会。喝得高兴时还会接着讲讲拿破仑。"拿破仑这家伙啊，你别看他出身平民，其貌不扬，却当了皇帝，创造奇迹。知道他为什么能当皇帝吗？"我连忙问："为什么？"因为他喜欢紫花地丁。"曾祖父回答。这是什么逻辑啊！"拿破仑也患过搭背吗？"我又问。"不对。"曾祖父一字一句说："地丁是什么呀，地丁就是大地的儿子。喜欢地丁的人胸中就有主宰大地的信念。""曾祖父你才不对，曾祖母说紫花地丁是流星变的，不是大地的儿子。"我连忙争辩。曾祖父咕咕咚咚喝完最后一口酒，再也不理我啦。

喝完春天的最后一杯酒，曾祖父就会"闭关"，三天三夜，专心熬制他的"狗皮膏药"。一间废弃的烤烟房，一个土灶台，一口大锅，一管长烟筒。鸡、猫、狗和人谁都不能进。能进去的只有花花草草，枝枝蔓蔓。风干的紫花地丁、蒲公英、金银花、野菊花、连翘、大黄、栀子、白芷、没药……轻盈地飞了进去，最后进去的是一大罐小磨麻油，是唤醒植物的迷迭香。三天突然间变得很长，我和曾祖母在外面看着高高的烟囱发呆。还好，大烟囱变出了大烟花。浓的淡的、粗的细的、厚的薄的，五颜六色的烟花开始陆陆续续地从烟囱里冒出来。

这些花可真漂亮啊，开在蔚蓝的天空上。曾祖母说："又黑又粗的浓烟是麦秸秆和茅草，白茫茫的烟幕是棉秆，不浓不淡色彩均匀的是榆树疙瘩。"我看到的却不一样。我看到的是缥缈如带的连翘花，一小朵一小朵金黄的蒲公英，大朵大朵雪一样白的栀子花，还有紫色的地丁花，金光一闪就飞到天上去了……"曾祖母，快来看！紫花地丁就是流星，我看到它又飞回天庭了。"我大声地喊了起来。曾祖母没听见，她只听见烤烟房里的曾祖父又咳嗽了几声。

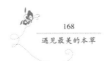

168

遇见最美的本草

门终于开了。曾祖父的白胡子明显地长了几寸，灰扑扑的，像刚出了一趟远门。花花草草枝枝蔓蔓都不见了，变成一摞一摞整整齐齐的膏药。正方形的牛皮纸，涂满了月亮。是漆黑漆黑油亮油亮的满月，一样的大小，一样的圆润，是一湖冬水，幽深清凉，带着暗暗的香，放在那里，如冷兵器，散着清寒的光。用的时候，是细腻缠绵，清热解毒的四季帖。红肿热痛，文火烤软，贴上去，再撕下来已过千山万水。

春天又快到了，没见过流星的孩子们，到田野里去看看紫花地丁吧。一夜春风，看田园边、山坡上、小溪旁、石缝里，一朵朵，一簇簇，柳眉细眼，乖巧玲珑，紫水晶一样的小眼睛忽闪忽闪，不正是大地上最美丽的流星雨吗！

薯蓣

岛上有玉延

汉江水流到襄阳，变得特别清特别绿，可能是心情也特别好，跳了两圈华尔兹，转出了两个小岛。一个是市中心的"鱼梁洲"。岛上风景宜人，特色小院、天然游泳池自成一体，已经成为市民们流连忘返的休闲娱乐场所。另一个岛在近郊，为卧龙和牛首两个小镇之间的一个绿洲。岛上长寿老人特别多，故称为"长寿岛"。因四面临江，水质优良，动植物丰富，现已被批准为国家湿地公园。一到春天，草长莺飞，桃花遍地，美不胜收，成了大家喜爱的旅游胜地。

三月，美女铃子又约去长寿岛春游，顺便拜访一下百岁老人，找找长寿的秘诀。铃子对一切能美容又能长寿的东西都感兴趣。专家说喝葡萄酒能美容长寿，她就年年搬回一大箱一大箱的葡萄酿酒。专家说天天拍打肚皮一百次能减肥又长寿，她就一大早起来把肚皮拍得嗵嗵响。长寿岛我们已经去过两次，除了看到岛上树多鸟多和负氧离子稍多以外，也没有发现什么长寿的秘密。可铃子大有找不到秘诀誓不罢休的架势。

一大早我们就驱车出发，想抄近路，从背后上长寿岛。近路是乡间土路，花枝招展的田野，一边是金黄的油菜花，一边是绿绿的麦苗。春风拂面，有不知名的小鸟和喜鹊掠过。太美了！春天真是一阕词，所有美好的事物都赶来填满这字里行间。走着走着，我们俩就像进了迷宫，真的迷了。两个没有方向感的人竟然把车开到了江边，可这个方向与去长寿岛的小桥却是南辕北辙。转过头想找人问一下路，可一望无际的田野哪儿有人呢？只有随便找一条宽点的路继续走，无方向地走。还好，过了一小片杨树林，终于看到前面地里有人影绰绰。

走近了，才发现这里是块种植基地，有数不清的草莓大棚，还是山药基地。左边一群人把地挖了半人深的沟，正在刨山药。右边一群人把地整得松软又舒坦，留着浅浅的沟，正在种山药。田埂上整整齐齐地码着一大堆山药，新鲜又壮观。我和铃子只是吃过山药，哪里见过地里的山药，更没见过这样又挖又种的阵势。一下车竟然忘了问路，开始新奇地看村民怎么挖山药和种山药。种山药相对简单，一人在前面放已发芽的山药尖，一人在后面盖土，都是女性。挖山药不一样，要技术又要力气，几乎全是男性。

不看不知道，一看吓一跳。一米多长的山药竟然是直挺挺地站在土里长大的。难怪山药只能种在靠水边的沙土地，它可真是刚正不阿的典型。莲藕虽然也长，可莲藕皮厚心眼多，全都是睡着长，比山药可浮浅多了。山药地虽然不似荷塘有那么多烂泥，可它也不好挖。村民说，挖山药要会三部曲。一是顺藤摸瓜，顺着有山药藤的一侧挖出半人深；二是釜底抽薪，要绕到山药底部轻轻把周围的土松动；三是一挥而就，上面山药露出近三分之一，下面的土已松好，这时一手提起山药，另一手顺势接应，一条毛茸茸滑溜溜的山药就像地下文物一样，完美无损地出土了。

山药，多好的东西啊，谁都喜欢吃。可炒可煎可炖可烧可炸圆子可熬粥，四季百搭，老少皆宜。如果早知道种山药这么不容易，吃时定会多一些珍惜吧。山药苗出土后要搭架子，绿油油的叶子像葡萄一样爬上架，叶子里还会长出山药蛋。山药蛋也好吃又有趣。有个远房姨奶在江边住，给我带过几次煮熟的山药蛋。又麻又丑，麻雀蛋一样，却非常好吃，吃过一次就不会忘记。甘、甜、爽、滑，还有点野野的，新鲜泥土的芬芳气息。看《小二黑结婚》应该就是这感觉吧，那是山药蛋派鼻祖赵树理结出的"山药蛋"。

山药、山药蛋自然是一味药。它在中药里也是宝贝，补脾养肺，固肾益精。药用一般是用野山药，最有名的当属"淮山药"，也就是正宗的河南淮庆府山药，霜降后挖出，切片晒干打光。药用又称薯蓣。

薯蓣两个字自然比山药要美，多了文雅和书卷气。据说古代就是叫薯蓣，后来因避宋英宗（名曙）、唐代宗（名豫）之讳，而改称山药，沿用至今。薯蓣的用处非常大，仅以它为主药的方子就有三十多个。知名度最高的是药圣张仲景的"薯蓣丸"，

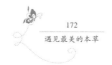

专治体虚劳累过度，增强抵抗力。还有大名鼎鼎的补肾方"六味地黄丸"，它也是其中的一味。

磨蹭了两个小时，问好路，继续往长寿岛去。村民们很热情，一定要我们带上一些小山药回去尝尝鲜。推不脱，只好执意付钱买一根最长的"山药王"做纪念，方顺带收下。临走前，铃子问："这山药挖出后就要和右边的地一样立即再种上吧？"谁知这一问引起大家哄堂大笑。"山药地可不能年年种，要隔年种，不然地受不了。没听过山药的笑话吗？"一位村民笑着说。我也笑了起来。山药的笑话我当然是听说过，可就以为是个笑话而已，谁知竟然是真的。种山药很耗地力，一块地不能年年种，必须要让地休息一年才能再种。

上了长寿岛，自然又是一番风光。岛上水草丰美，鸟鸣鱼跃，桃花开得正旺，油菜花和麦苗竟然也比岛外的更苗壮。一百零五岁高龄的王炳兰老人神采奕奕，抓住铃子的手就不放。铃子自然不肯放过这个机会，对着老人耳边问："您最喜欢吃啥？"老人说："什么都吃，不挑食，小时候穷，没有饭吃，天天去挖野玉延。""玉延？玉延是啥？"铃子连忙问道。"玉延好，玉延好，救活了不少人，洲上的玉延长得好，细皮白肉，好吃着呢……"老太太耳朵有点背，只是念叨这一句。"玉延？"铃子急了起来，"莫非这就是老太太长寿的秘密？"

看铃子的着急样，我笑了起来。玉延其实就是山药。孙思邈在《备急千金要方·薯蓣》中记录："薯蓣山者名山药，秦楚之间名玉延。"宋代诗人陈达叟还有一诗《玉延赞》："山有灵药，

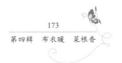

缘于仙方，削数沌玉，清白花香。"

　　玉延是长寿岛能长寿的秘密吗？经铃子这么一问，我还真觉得很靠谱。《神农本草经》中把山药奉为上品并记载："补虚羸，久服耳目聪明，轻身，不饥，延年。"这不就是最好的佐证！

　　这一次长寿岛之旅真是不虚此行。收获了这个长寿秘诀，铃子乐开了花，立即决定，以后餐餐要以山药为瞻，多多益善。"五谷不收也无患，只要二亩淮山蛋"，你别说，这山药和别的药不一样，药食同源，多吃倒真是无妨，高营养低热量，好吃又健身，纤体又美颜，何乐而不为呢？

荠 | 护生草

　　荠在襄阳最多见，遍野皆是，我们叫地菜，又叫地米儿菜。像唤着邻家的小丫头，顺口又亲切。

　　小时候拜年，逢去二姨家，母亲就会提前嘱咐："早去早回，不要留那儿吃饭。"母亲的意思我们知道，是怕给二姨添麻烦。因为二姨家生活拮据，二姨父遭遇车祸后常年卧榻，两个孩子又小。可答应归答应，我们还是照吃不误。一是二姨太热情，二是禁不住二姨好厨艺的诱惑。二姨家的年饭其实也简单，年年都是那两样，地菜饺子和鸡子火锅。地菜饺子是冷水素面做皮，包上肉泥地菜馅，清香鲜美；鸡子火锅时不时加上山药和荠菜，边炖边吃，香而不腻，回味无穷。

　　珍馐一席，不如野菜一味。想来那时贪吃，也是有道理的。大诗人陆游都说："春来荠美忽忘归"，何况我们这些小孩子呢？算起来，荠菜该是春天里的第一味了。

　　二姨是个勤快人，能和二姨一样赶那么早的春去采荠菜的并不多。等我们去采时已是阳春三月，地里的油菜花正开，漫山遍野一片金黄。荠菜当然没人播种，孤零零地长在田埂上，这儿一株，那儿一株，虽不起眼，却也忙着抽薹开花。碎叶，细秆，小白花，就像清清瘦瘦的野丫头。可我还是要把它全株带回家，因为父亲要用。

我顶喜欢的还是三月三的荠菜煮鸡蛋。新鲜的鸡蛋被荠菜染得绿茵茵的，一人发一个，和过端午节一样，是难得的奢侈。母亲说这样的鸡蛋吃后不会头痛头晕。据说这里面有一个故事：某年的三月初三，华佗在沔城一老者家里避雨时，看到老者患有头痛头晕症，就让他用荠菜煮鸡蛋食用，老者吃了三个鸡蛋以后，多年的头痛头晕症居然很快痊愈。人们听说后纷纷效仿，荠菜煮鸡蛋就这样流传开，一直延续下来成为民间习俗。有趣的是，在我们这儿，孩子们常常会边吃边唱："地米菜，蒸蒸菜，一阵香气飘门外，好吃婆娘闻到了，急急忙忙拿碗来，吃了一碗又一碗，厚着脸皮还要带……"

荠菜不仅可食，而且还有药用价值。特别是对防治蚊虫叮咬，有意想不到的效果。

那年刚进城上班，我住在一楼，夏天铺凉席，蚊子极多，飞来飞去，孩子不能入睡，日日夜夜吵闹，搅得人筋疲力尽。可孩子尚小，又不敢轻易使用蚊香及其他驱蚊药物。母亲听说后，从老家带来晒干的荠菜花，入夜抓一把洒在凉席下，便再也不见蚊虫骚扰，一家人都得以香甜地入睡。孩子若是有梦，那梦中定有荠菜香。

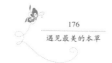

后来读《本草纲目》，发现李时珍早有记载："释家取茎作挑灯杖，可辟蚊、蛾，谓之护生草，云能护众生也。"

一直爱看丰子恺先生的《护生画集》，曾想这书，不仅插图和文字都很美，名字也叫得极好，真是完美地体现了先生对生灵与心灵的呵护。不曾想，这护生二字竟和一株小草也有着渊源。《护生画集》里可爱的孩子和幽默风趣的文字，看得人心素静、馨香萦绕，淡淡一笑中总有无限回味。这一幅幅的画儿，大约就是丰先生用几十年的光阴为我们熬出的一碗又一碗的荠菜羹吧！这样的羹，是要空腹、静心才能吃出滋味的。

对于荠菜的"护生"作用，宋代大文豪苏东坡先生也早有体验。他在给好友徐十二的信中说："今日食荠极美。念君卧病，面、醋、酒皆不可近，惟有天然之珍，虽不甘于五味，而有味外之美。……君今患疮，故宜食荠。其法：取荠一二升许，净择，入淘了米三合，冷水三升；生姜不去皮，捶两指大同入釜中；浇生油一蚬壳，当于羹面上，不得触，触则生油气，不可食；不得入盐、醋。君若知其味，则陆海八珍，皆可鄙厌也……"苏东坡的诗文才华横溢，且又很接地气。这跟他善于在寻常生活中寻根究底是分不开的。朋友生病了，别的东西不能吃，苏老夫子特意推荐了荠菜粥，并且详细介绍了主配料如何搭配和熬制方法。看来，大文人们的心灵都是相通的，苏东坡、陆游、李时珍、丰子恺，他们一样地青睐荠菜，是因为他们都一样地看重这不起眼的小草不容小觑的作用：养生、护生。

三月三，荠菜赛灵丹。父亲也常说荠菜的脾气好、个性好，性平味甘，有和脾、利水、止血、明目、降压等功效，是一味妙药。小孩子患痢疾，用荠菜的根叶烧成灰，研末和大枣汤调服。老人眼生翳膜，把荠菜根、茎、叶洗净，焙干为末。每晚睡前用牙签挑米粒大小放在翳膜上。最绝的是用荠菜根和甜葶苈、陈皮等做成药丸，可治肾病引起的大肚水肿。

自领略荠菜的"味外之美"和它的"护生"价值后，每年春天，我都会时不时地带孩子去郊外，和苏东坡一样"时绕麦田求野荠"。嫩的荠菜带回家做饺子、蒸包子或是煮粥，老的荠菜带回家晒干留着备用。我常常会不由自主地看看那些白色的荠菜花儿，和阳台上艳丽的花儿们比起来，它们那么细碎那么简单，朴素得毫不起眼。从绽放到落英缤纷也就两个月的时间吧，不为诗意，不为风雅，不为禅定，只为这一杯清水般的平淡，一碗清粥般的简单，一缕云淡风轻般的从容。

一天，母亲打来电话聊起家长里短："你二姨夫去世后，两个孩子都成了家，你二姨在家闲得慌，去京城做月嫂了，京城的人都争着请她，现在月收入近万呢……听说，她的荠菜饺子和荠菜火锅汤，京城里的人吃了还想吃哩……"真为苦了一辈子的二姨高兴。凭二姨的好性情和好手艺，谁家请了二姨去，岂不是太有福了！

菊

心素如简

　　五月的第二个星期天，路上行人不多，开车经过公交车站台时偶然瞥见一对等车的母女。母亲大约六十多岁，女儿也该三十岁左右吧，正在给母亲整理衣领。女儿也就是很随意的样子，轻轻地用手翻了一下母亲没折好的衣领。然而就是这样一个不经意的小动作，却突然戳中了我的泪点。今天是母亲节，我却再也没有机会为母亲做任何事情了，哪怕是扯一下衣领这样的小事。

　　如果母亲还健在，今天我该去看望，不是带一束康乃馨，而是带几盆菊花。母亲喜欢菊花，不论白菊、黄菊、大菊、小菊、盆菊还是野菊花都喜欢。小时候，青砖黑瓦的房屋后面是菜园，菜园周围是竹篱笆，竹篱笆下是一圈野菊花。一到秋天，野菊花就长疯了，层层叠叠，挤挤挨挨，把竹篱笆包围得严严实实，成了一道密不透风的菊花墙。野菊的花枝经常会窜出来挡住小路，遮住紫茄子或者小辣椒的阳光。母亲也不恼，

第四辑　布衣暖　菜根香

只是把它们用手撸到一边说："别捣乱，到边上玩去！"这些还不算，家门口有个用石头垒的小花圃，花圃里种的也是菊花，是那种大脸盘的黄色的菊花，盛开时像金发美女头上的大波浪，别有情趣。花圃里的菊花母亲也从不剪枝，只是绑了几根长长的竹竿做支撑。大约是肥上得足，那菊花也和野菊一样，无拘无束地长，开得又大又多，把小小的院子撑得满满的，像在举行选美大赛。

四十年前的那个秋天，就是在这漫天漫地菊花的世界里，母亲的身体里也开出了一朵花，一朵会哭的小花。接生的奶奶说："好大的嗓门啊，这个小丫头片子！"母亲笑了："丫头好，丫头就叫秋菊。"秋菊能经霜，好养。

秋菊好养，长大后却开始折腾。人生识字忧患始。小丫头刚读了两本书，就嫌秋菊这两个字太土，土得掉渣儿，只有旧社会丫鬟才会取这样的名字。看《金瓶梅》里的那个秋菊就知道了，不仅是丫头，还是个粗使丫头。什么劈柴、剁肉、涮碗、烧火全是她的事，什么炒菜、上菜、精细的小吃之类就是别人的事。"这样的名字要改，一定要改！"丫头气呼呼地说。"改就改吧，有个响亮的学名也好。"母亲并不生气，淡淡地回应。

接着是跳槽。好好的单位没待到两年就开始不安分，一定要跑，先是南下，然后又北上，像蚱蜢一样跳来跳去。丫头说："世界是闯出来的，要开创未来。所有墨守成规、腐朽不堪的物事都是裹脚布，统统要抽出来扔掉。"

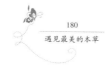

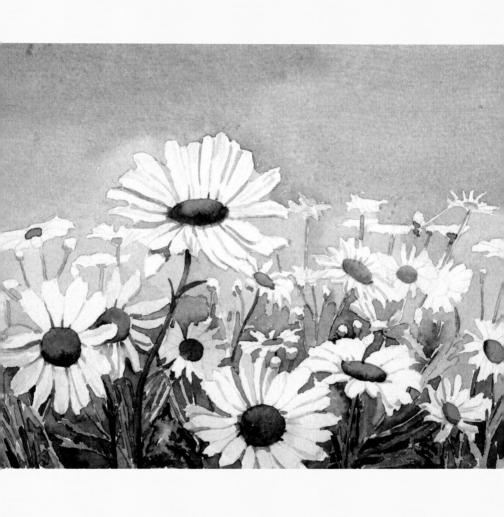

阳光不会一直灿烂，命运不会总是眷顾某一个人。多年的感情告吹，用心地工作却被上司和同事误解。路好像越走越窄。初冬，天空低暗，寒风一天比一天凉。丫头告假回家。母亲拉着她的手，淡淡地说："走，采菊去！"彻骨的北风中，落叶遍地，万物萧瑟。时光无情，所有的菊花也已萎谢，只是依然无畏地站在枝头，像在坚守最后的诺言。黄色的、白色的、大朵的、小朵的，都从明艳变成了暗黄。曾经娇艳无比的花瓣蜷缩在一起，小小的一团，疲惫而沧桑。母亲拿着一把小剪刀，轻轻地剪着，似乎怕弄痛了它们。丫头懒懒的，不愿动手，毫无心绪地看着，那些北风吹不落的菊花，都安静地落进了母亲的怀抱。

　　冬夜，静静地看母亲用菊花酿酒。左边是大锅，右边是小灶。大锅里是刚上笼的糯米，丰腴、饱满、晶莹，正在慢慢蜕变。小灶上是菊花和枸杞，小火慢慢地在煎熬、清澈、透明、红亮，越来越馨香。小灶和大锅终于走到一起，入酒曲、入坛，裹得严严实实。酒是和梦一起开始酝酿的。外面的天空越来越黑，星星睡得正香。醇香的糯米和花朵才刚刚开始温存。那一坛的酒香、米香、菊香、药香，该会唤醒多少时光多少梦呢？

　　来客人了，玻璃杯洗得发亮，大的两朵，小的四朵。新开的水倒进去，滚烫滚烫的。一眨眼的工夫，菊花就开了，亮亮地映着一屋子的笑脸。乡下的人家都是买那些劣质的茶叶，黑黑的，一抓一大把。母亲从来不用，她只用菊花。这样的日子，无论如何困苦，都有花朵盛开。

篱下的菊花，一朵一朵在枝头老去。可它们在母亲的手里，在茶杯、在酒坛、在药罐、在时光里，却又复活了。丫头忽然发现，秋菊原来也是美的，历尽风霜的美。再看天空，已经云淡风轻。

丫头再也不折腾了，开始安静地读书、做人、为医、做事。

读《本草纲目》："菊春生夏茂，秋花冬实，备受四气，饱经露霜，叶枯不落，花槁不零，味兼甘苦，性禀平和。"

最喜就是这平和二字。这也就是常说的心素如简、人淡如菊吧。再苦再累也不争、不吵、不抱怨，无论贵贱都不卑、不亢、谦和、从容。哪怕萎谢也是如此。那个冬夜，母亲和往常一样，辛苦了一天，做晚饭，洗澡，安静地躺下。也就是做了一个梦吧，却再也没有醒来。赶回家，看到母亲躺在那儿，眉目舒展，安详宁静，真像一朵菊啊，一朵风华谢尽，无怨无悔的菊花。

母亲节过了没多久就是父亲节。那天去看望父亲，还是忍不住去买了两盆造型很美的菊。花未开，但枝叶已很美，卖花的说是悬崖菊。其实就是乡间的野菊花用铁丝固定做成悬空的造型而已。父亲说："丫头你真傻啊，别再买菊了。你母亲是喜欢菊花，可她心中最挂念的那朵菊其实就是你啊！"终于忍不住，泪如泉涌。

落花无言，人淡如菊。人的一生中不会缺少激情，可那都不过是一瞬，激情过后，日子终将归于平淡，心境终将走向平

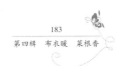

和。日光清浅，岁月深长。命运起伏，茫然无依时，我将择一个深秋的午后，去远山的东篱，采一束菊花，沉醉，祈福，为自己也为母亲。

遇见最美的本草

五行菜 马齿苋

　　外甥去欧洲，半夜里在视频上拿着两个黑乎乎的面包兴奋地说："小姨，你猜猜我拿的是什么？"我自然是遍猜不着。外甥说："这是马齿苋三明治，还有马齿苋色拉和马齿苋酱呢！"我说："是不是想起你外祖母做的长寿包子和长寿糕啦？""是的，是的，做梦都想吃。"外甥把头点得像小鸡啄米。

　　"长寿包子"是奶奶的拿手好菜。小时候过年，奶奶总是会做两种包子：地皮鸡蛋包、马齿苋肉包。地皮鸡蛋包做成圆形头顶小花，马齿苋肉包则捏成树叶。热气腾腾的蒸笼一揭开，"花"肥"叶"满，一派繁荣。奶奶说，地皮菜和马齿苋都生命力旺盛，是"长寿菜"，新年吃，吉利。

　　"长寿糕"则是夏至才有的美味。夏至一清早，奶奶会把带着露珠的马齿苋，洗净、切碎、拌面、揉成细细的长条，上笼蒸十五分钟。凉透后切成小片，加盐、醋、蒜泥、麻油凉拌。盛夏，来一碗这样的凉糕，爽而不腻，滑而不黏，可下酒可当饭，大人小孩都欢天喜地。

奶奶是标准的旧时代女子，小脚，不识字，温良恭俭让的美德全有。唯一的缺点是迷信。奶奶信命。她常说，人的命，天注定。最有力的证据是我爷爷。奶奶说，爷爷早逝就是因为出生的时辰不好，七月半，鬼节。大海水命，五行缺金，所以生了肺病就早早撒手而去。而自己呢，是土命，命硬，注定孤单一生，再多的坎坷也能经受，是"折腾不死"的那一种。

野菜里，奶奶偏爱的就是马齿苋。奶奶说马齿苋也是土命，命硬，因为它有三宝：一是晒不死，二是占五行，三是治痢疾。

晒不死。童谣里唱："马齿苋，命似铁，翻转屁股晒六月。"六月新挖的马齿苋，放在太阳下翻晒半个月也不会死，扔在泥土里，来一场小雨，立马就会生根发芽，变得水灵滋润。据说天上原来有十个太阳，大地被烤得一片枯焦。为了救百姓，后羿射掉了九个。还有一个太阳是藏在马齿苋丛中才侥幸躲过。为了谢恩，太阳认马齿苋为外甥，赋予它耐旱贮水不怕烈日曝晒的本领，是"长命菜"。所以，无论夏日多么炎热，马齿苋都不会萎蔫。若想晒干马齿苋，一定要先用灶灰使劲揉或是焯沸水，再晒。

占五行。马齿苋又叫"五行菜"，叶子为青色、梗为赤色、花为黄色、根是白色、种子是黑色。按五行来说，青是木、赤为火、黄为土、白属金、黑是水，小小的马齿苋把东西南北中、金木水火土都占全了。一棵小草中有多少玄机？谁能想

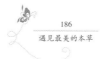

遇见最美的本草

到，在这一片马齿苋的小叶子里，在这一朵细细的小花里，居然蕴藏着这么多我们所不知道的秘密呢。

治痢疾。三年自然灾害时期，奶奶就是靠挖马齿苋才让自己和家人存活下来。马齿苋不同于别的野菜，它生命力旺盛，是标准的"草根"，一长就是一大片，细细的根茎匍匐在大地上，天干地涝都不怕。别的野菜吃多了会拉肚子，可马齿苋不会。小时候，一拉痢疾，奶奶就会扯一把马齿苋熬水，咕咚咚地灌下去。有趣的是，奶奶还会边灌边唠叨："青入肝赤入心黄入脾白入肺黑入肾，鱼生火肉生痰白菜豆腐保平安，马齿苋你保我的孙儿病快好。"

可能真是马齿苋吃得多，奶奶活到了八十四。在那个年代，奶奶也算是高寿。婚后第六年，爷爷去世，父亲四岁，奶奶二十四岁。孤儿寡母，谁都认为奶奶撑不下去。可奶奶硬是撑下来了，一个人孤单地生活了六十年，冷冷清清两个人的小家变成了一二十人的大家庭。小树苗长成了参天大树，枝枝叶叶都得益于奶奶的滋养和呵护。

常常忆起那些阳光灿烂的日子，陪奶奶去野地里挖马齿苋的情景。花白的发髻，灰色的大襟褂子，棉布裹腿，黑布鞋，瘦小的身体在灼热的阳光下显得更加瘦小。奶奶认识野地里的每一株植物，常常边走边随意地喊着它们的名字，亲切得就像在叫着她的孙子孙女们。远远的，看奶奶颤颤地踮着小脚在草木茂盛的田野里，蹲下，站起，又蹲下……像一个小逗号，走走停停，不慌不忙。在苍茫的大地上，奶奶执着地行走着她的岁月，"书写"着她的"文章"。

事实上，小时候除了对奶奶做的"长寿包子"和"长寿糕"感兴趣外，我们对奶奶说的什么长命、五行、太阳的外甥等等根本不屑一顾，认为是迷信。长大后，读了很多书才明白，奶奶有些话并不是迷信，都有渊源。

读《明代宫廷的饮食习俗》：五月夏至伏日这一天，宫中各家都争吃"长寿菜"，即马齿苋。看《本草纲目》：马齿苋酸、寒、无毒，马齿苋所主诸病，皆只取其散血消肿之功也。古代爱吃马齿苋的有苏东坡，养生膳食中清清楚楚地记载有蟹粉豆腐羹、三仁粥和长命包子等，其中长命包子系用马齿苋和韭菜为馅。近代爱吃马齿苋的有毛主席，用餐老三样：辣椒、腐乳、马齿苋。据说住进北京后的毛主席还是念念不忘马齿苋，工作人员没办法，只好人工种植。不知道南方野生的马齿苋在北方的中南海会不会被驯服？

这世上的书很多很多，长长短短的句子，密密麻麻的，像马齿苋的枝枝蔓蔓，爬满山坡，却没有奶奶的一丁点信息。没有谁会记下她的名字，她的喜好，她的伤悲。她只是一个普普通通的农妇，一辈子忙碌在泥土之上，草木之间。她甚至还不如马齿苋，她只是一粒无名的草籽，随风来又随风去，源于泥土又归于泥土，源于自然又归于自然。她的爱与不爱，她的幸与不幸只有她自己知道。也许，马齿苋曾是她最亲密的寄托和安慰。如今，我们只能在风中，一遍一遍地重温，她曾经带给我们的气息，温暖的烟火气息和自然的泥土气息。

"小姨，难道欧洲人也懂阴阳五行，知道马齿苋是宝贝？"视频里的外甥还在问个不停。"欧洲人不懂五行，可是他们想长寿，怕得心脏病和癌症。"

"我懂了。如果外祖母活着，一定会说这三明治应该叫长寿面包。"外甥开心地笑着，对着镜头，把三明治狠狠地咬了一口。这一口里，有金木水火土。

苍耳 浪子

　　论起来，在花花草草里，数苍耳性子最野。浑身是刺也浑身是胆，天不怕地不怕，逮住一点机会就会逃跑。牛尾巴、山羊腿，哪怕是一双臭袜子也是它理想的小火车，爬上去，管它车是往哪儿开，摇摇晃晃还是咣当咣当。这是它们最浪漫的旅行吧？不能不佩服它们的勇气，冒险、流浪、无所畏惧。这些顽皮的小家伙，前世一定是吉卜赛人，世界纷乱，岁月艰难也挡不住它们奔跑的脚步。

　　有田野陪伴的童年是幸福的，有苍耳陪伴的田野是可爱的。在田野里疯两圈儿，小男孩儿最喜欢的是苍耳。小裤兜里偷偷地藏满，变成他们的"秘密武器"。和男孩子打架的时候扔几粒，遇到喜欢的女孩儿扔几粒，还要扔在辫子上。辫子上的苍耳最难扯，女孩儿生气地憋红着脸，使劲扯，缠得那么紧，怎么扯都扯不掉，男孩儿就躲在旁边偷着乐。真奇怪，都无师自通呢，那么小似乎就明白，感情呢，就是这样的扯不清理还乱。女孩儿也采苍耳，从古采到今。可是她们更喜欢温柔的，她们采的是苍耳苗，还没长刺还没有毒可以做青菜的苍耳。《诗经·周南·卷耳》里，"采采卷耳，不盈顷筐"，采了又采，小筐子还没采满。为什么呢？是因为她们心不在焉，想着心事呢。女孩子的心事总是那么多，和小苍耳的梦想一样多。

在我的家乡，苍耳子没人叫，都是叫它"浪子"。还真形象，谁让它喜欢浪这儿浪那儿居无定处呢。浪子也有优点，唯一的优点就是能治鼻炎。这是明代一位叫张景岳的中医老祖宗发现的。方法很简单，取三四十个小苍耳，轻轻捶破，放入清洁小杯，加麻油一两，文火煮开，去苍耳，冷后倾入小瓶备用。用时以棉签饱蘸药油涂鼻腔，每天两到三次，两周一个疗程。所以只要是谁家孩子开始流脓涕，都会扯几粒回去泡麻油。

要说鼻炎实在是叫人难受。患鼻炎的人都很敏感，"春江水暖鼻先知"，气象稍有变化就会流鼻涕，打喷嚏。鼻炎一发，哪怕你西装革履、装扮如花顷刻间便形象全无。更可恨的是，明明挺着一个骄傲饱满的鼻子，却什么味道也闻不见，五谷香，鱼肉香，花朵草木香全都视而不闻，这样的日子还有什么味道呢？

我们家四哥有鼻炎，他从出生就瘦弱，体质差，经常生病，不是感冒发烧就是肠炎腹泻。母亲说可能是有次感冒没及时看，等感冒好后就添了鼻炎，一天到晚流着脓鼻涕，脏兮兮的，上一年级时都没人愿意和他同桌。可四哥又极要强，回家后就缠着让母亲给他治鼻子。母亲连忙泡了苍耳让他天天涂。

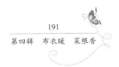

第四辑 布衣暖 菜根香

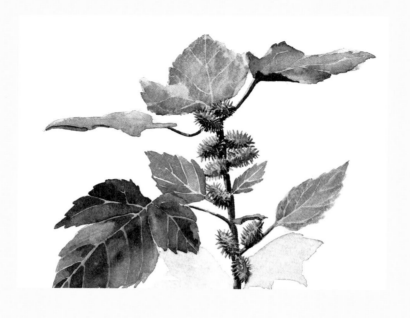

于是那时对四哥最深的印象就是，他一放学就拿着个小棉棍对着镜子涂鼻腔，又滑稽又好玩。

　　四哥还有一个爱好，看武侠小说。金庸、古龙、梁羽生等大师的小说一本不拉，许多情节能倒背如流。后来四哥不知道从哪儿弄了一本破破的《武术指导》，一有空儿就照着书上的图画挥拳踢腿，木棍当刀枪，舞得风生水起。父亲觉得他身体不好，多锻炼锻炼能强身健体，也没怎么干涉。不知道是他渐渐长大还是锻炼的缘故，身体的确是越来越好，后来竟然变成了兄弟中最强壮的一个。

四哥读五年级时，一天中午放学，怎么等也没等到他回家吃饭。我去他卧室里，却发现一张小纸条。用一年级的水平结结巴巴念完，才知道四哥竟然离家出走，去了少林寺，还说让家里不用担心，自己去学好武功后就回来孝敬父母。父亲在外面做事，母亲和我吓得泪流满面，不知该如何是好，请人快去告诉父亲。父亲回来后连忙借了邻居的自行车去追，可哪里追得上，晚上回来后阴沉着脸和母亲说："就当没生这个儿子吧，让他去闯几天，受点苦，早晚会回来的。"母亲边哭边战战兢兢地说："是不是小时候苍耳油用多了，变成了浪子？"谁能想到平时不吭声，瘦瘦小小的四哥会这么胆大，做出这样的惊人之举。我们兄妹几个那些天都特别老实，不敢吭声，背地里嘀咕四哥可能是练武练得走火入魔了。

真如父亲所料，四哥的出逃之行以失败告终。他过了半个月就灰溜溜地回来了，衣衫褴褛像个小乞丐。据他说，少林寺武当山都不收留他。原以为父亲要好好地揍他一顿解解气，没想到父亲只是撂了一句："知道回来就好，浪子回头金不换。"

四哥回来后，可能是理想没实现，郁闷了好久。现在想想也不奇怪，从青春年少到沧桑至老，我们谁没有过一次或者多次出逃的心？看不到的远方总是美丽的，有着五彩缤纷的诱惑。只是，不是谁都可以像苍耳一样，奋不顾身，勇往直前，到哪儿都能发芽生根。

三月，和朋友一起去南漳石门水库游玩。水库四面环山，天蓝、水清、山绿、地净，美景如画，幽静如世外。沿水边行

第四辑 布衣暖 菜根香

走，竟有一大片一大片的苍耳。苍耳是老的，植株很大。每一株枯萎的枝上都顶着满满的苍耳，肉桂色、粗犷、不羁，标准的波西米亚风格，一种特别的美。可能是刚过完寒冬吧，一个个苍耳摸起来不再像刺猬一样扎手，多了一丝浪子回头般的凛冽和沧桑。心生欢喜，如见故人。不由自主地凑上去和它们合影，它们竟也极配合，不沾我的衣衫。镇静的我反而有些慌乱，不知道摆什么样的姿态才好。

这么多的苍耳都静静地待在这里，不动声色，如老僧入定。这么美的地方，它们是不舍得跑了吧。再过一个月，也快发芽了，这些茂盛的种子，又会是多么茂盛的一群。那时绿绿的倒影在这清冽冽的水中摇曳，该有多美！

晚上，风尘仆仆地从水库赶回家。五岁的儿子眼尖，大声说："苍儿子。"哈，原来在我脚后跟的丝袜上还是藏着一粒苍耳子，小小的，像个小蝌蚪。儿子总是说苍耳子是"苍儿子"，怎么教也改不过来。"苍儿子"就"苍儿子"吧，这个调皮的小东西终究还是本性难改，耐不住寂寞啊。我决定把这一粒苍耳种在花盆里，等它长大了，和我们家的儿子比一比，看看哪个更顽皮。

五月艾草

　　艾草的一生，好像都在为五月做准备。

　　刚入四月，田野里的艾草和水边的菖蒲就开始比赛似地疯长。待到五月端午的清晨，艾草早已生得绿茵茵的，卓然而立，高可及腰。佩戴着晶莹的露珠，身披着薄雾的纱裙，如待嫁的女儿，温婉柔美，静静地伫立，等着晨鸡唤起采艾人。

　　新鲜的艾草被抱回家，有的挂在门楣，有的斜倚墙角，变成了一个个乖巧、柔顺的门童，日日夜夜忙着驱蚊辟邪，执着地守护着风风雨雨的岁月；有的被抱去熬成清亮亮的水，给需要她的肌肤做"木兰香草浴"，洗去疮痒邪风；有的被心灵手巧的爷爷搓成一条条麻花辫子样的艾草绳，盘在那儿等着夏天系在梁上做蚊香用；有的被心灵手巧的婆婆做成"小艾人""小艾虎""小香囊"，拴在孙子、孙女的头顶，脖子上；有的被选去做成青果样糯香甜软的艾糍粑粑、翡翠蛋或是熬成碧玉样的鸡汤端上餐桌。

也有例外，那些如《诗经》里"彼采艾兮，一日不见，如三岁兮"一样眉眼鲜亮、柔情似水的艾草会被精选出来，做成"金艾绒"。先把艾草晾干，在通风处放上三年；再置于石臼内，千百次地反复捣杵，择去艾梗与碎渣，直至艾叶变成柔卷如云、温软如絮的"艾绒"；最后再搓成大小一致的细长条存放在金黄色的绸缎盒子里。这样的"金艾绒"宛如公主，成了国宝。

"金艾绒"是专供灸用的。艾灸，乃中国最古老而神秘的医术之一，属中医外治法。《本草纲目》云：艾叶能灸百病。著名的温灸养生就是通过把百草之王艾草特制成艾条，点燃后放入温灸器中滚动于经络或患处四周穴位，帮助人体全面温通经络，温补元气，调和气血，润泽面色，焕发健康神采。说艾为百草之王，似乎有些夸张，实则并不为过。地球上的植物有亿万种，唯有它燃烧后气味独特，可沦肌浃髓，温暖如阳，弥久不消。三千年前，在屡屡验证之后，它才被我们的老祖宗指定为灸的专用品，也正是因为有了它神奇的疗效，才有了灸法，有了它，才有了璀璨千年的艾灸文化。

艾草之名见于《本草纲目》："此草可刈疾，久而弥善，故字从，而名艾。"顾名思义就是一种能够消除顽疾，使人安宁的草本植物。五月原本就是"恶月"，其时令已近盛夏，蚊蝇滋生，百虫活跃，各种常见病多发病趁机流行。《离骚》中说"户服艾以盈要兮，谓幽兰其不可佩"；有《庄子》记载"越人熏之以艾"；《孟子》说"犹七年之病，求三年之艾也"。所以能够刈疾的艾草高高悬挂在五月的门楣，是最有效的"辟邪宝器"。

"金艾绒"是用来点燃的。我每一次拿起"金艾绒"，就像看到出塞的昭君，带着一种舍生取义的悲壮。

"金艾绒"的作用太多了，她会在合适的日子里被点燃，去熏贵妇人眼角的皱纹，不论那皱纹是因丈夫的不忠，还是岁月的无情，都会慢慢地为之抚平。孕妇六七个月时胎位不正，点燃艾条去熏灼脚趾上的至阴穴，每天一次，几个疗程以后，可爱的婴儿就像听到了艾姨的召唤，乖乖地把调皮的小屁股一扭，小脑袋一拱，难产的臀位就变成了顺产的头位。生完宝宝后的产妇，受了风寒腹部疼痛，封闭门窗点燃艾条，慢慢地熏蒸腹部的关元、气海，小腿上的足三里和三阴交，让艾香顺着穴位无声无息地渗入，抵达。这时的"艾"便是绵绵不绝的"爱"，驱散着所有的寒冷与凉风。

早先农村缺医少药，在民间，曾经有过专门"烧艾火"的职业。一些略懂穴位和中医的先生，每日里提着艾条，专为需要的患者做艾灸，走到哪儿都会受到欢迎和尊敬。烧艾火的过程其实非常简单，没有温灸器时可以用手直接拿着燃烧的艾条对准几个穴位慢慢游走；也可以把艾绒做成艾炷——宝塔样的小堆直接放在切好的生姜片上，点燃塔尖等着姜片受热，然后把姜片在几个穴位之间挪移，只要好好照看经常挪动让皮肤保持温热，不被灼伤就可以了。

艾绒燃烧时，看不到火苗，只有独特的清香随着袅袅的烟雾弥漫，在香气缭绕中，艾草体内自然天成的纯阳之气，源源不断地输入穴位，输入人体经络。"艾"就这样变成了缠绵悱恻

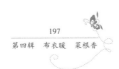

百回千转的"爱"。艾草，用它青春的颜色和温柔的气息，涵养滋润着上下几千年的国人。

在日本东京，有一个习俗，每建成一座新桥，都要邀请年龄最大的长者第一个踏桥渡河。有一年，东京的永代桥建成之后，当时请一百七十四岁的万兵卫第一个"初渡"。在举行"初渡"的仪式上，当时日本的实际统治者德川将军问万兵卫有何长寿之术。万兵卫答道："这事不难，我家祖传每月月初八天连续灸三里穴，始终不渝，仅此而已。我虚度一百七十四岁，妻一百七十三岁，子一百五十三岁，孙一百零五岁。"德川听后，很是感慨。足三里这个长寿穴也因之传扬天下。日本人"婴儿灸身柱，促发育；十七八岁灸风门，预防感冒；二十四五岁灸三阴交，促生殖健康；三十以后灸足三里，促长寿；老年时灸曲池，促耳聪目明，预防中风"的灸法保健习俗也便就此形成了。

其实，日本人的灸法源自于中国，特别是其中"灸足三里，得长寿"的养生秘诀。最早灸法见之于《黄帝内经》，宋朝《扁鹊心书》中也有记载："人之真元，乃一身之主宰……保命之法艾灼第一。人于无病时，常灸关元、气海、命门、中脘……虽未得长生，亦可保百年寿矣。"

艾草属菊科，可是她不似菊花以俏丽的花朵悦人，她是以碧绿的艾叶、以体内的香气悦人。有一首诗写得好："端午时节草萋萋，香艾茸茸淡着衣，无意争艳呈媚态，芳名自有庶人知。"不媚不妖，无意之中，艾草的清香就萦绕在人间的烟火气息里，深情温暖。艾草的芳名也铭刻在泛黄的诗卷里，古色古香。

五月的脚步又近了，青青的艾草正可着劲地往上蹿。《桃花扇》里说："积得些金帛，娶了些娇艾。"其实艾草哪里需要金帛，也并非那么娇气，只要你愿意，只要你喜欢，尽可去采摘，尽可让自己沉浸在浓浓的艾香里，身心舒泰。

杜仲
思念有多痛

　　三表叔很犟，犟起来，九头牛都拉不动。说好听点是有个性，说难听点就是有点傻帽，一根筋。

　　这不，七九年时，我们这儿好不容易熬到落实联产承包责任制，各家各户都欢天喜地开始种自己的田，打自己的粮，算计着怎么过好自己的小日子。可三表叔却不一样，他什么粮食都不种，坚持要在自己的责任地里种树，全是一个品种——杜仲。

　　杜仲要说也是好树，是药树，树皮是珍贵的滋补药材，能补肝肾、强筋骨，还能安胎。可杜仲树长得多慢啊，至少十年以上，树皮才能用，这么长时间拿什么过日子呢？再说，那几年，粮食多精贵啊，填饱肚子比什么都重要。

　　父亲和村长一起去劝他："三娃子，你种药材也没错，可是没三五年的光景树长不大，你这几年吃啥喝啥？再说这杜仲山里也不稀缺，价钱也贱，就算能卖钱糊口也困难……"

"我不怕，饿不死的。"三表叔不同意。说的时候头猛的一偏，真犟。三表叔其实很可怜，生下来没几个月就患上小儿麻痹症，等于是捡了一条命。十几岁时爹娘又都患病去世，在两个哥哥的拉扯下好不容易才成了家。

任谁劝都没有用，三表婶气得带着儿子狗蛋回了娘家。

三表叔也不理会，彻底卷了铺盖，带着家里的老黄狗，在山上地头搭了个棚子，天天和树住在了一起。树空里夹杂着种些土豆、南瓜、玉米什么的就成了他和老黄狗的口粮。

杜仲树成了他的宝，天天都看他颠来颠去地忙着给树苗浇水、施肥、捉虫。空闲时就看见他在前面拖着一高一低的跛腿，后面跟着蹦蹦跳跳的老黄狗，围着树林一圈一圈地转。如果谁家的牛或是羊没看好，进了他的林子，他非撵出几里地不可。

树终于长得越来越高，像模像样。可三表叔好像越来越矮，腿跛得厉害，腰也弯得厉害，基本上不和村里人打交道，成了"怪人"一个。不过，三表叔对我和石头却很好，只要看到我和石头放羊割草从林子前经过，就会喊住我俩。我俩除了有点烦他撵牛撵得远以外，其实蛮喜欢他。因为三表叔高兴时，会用树叶吹出歌来，很好听。有一次还说要变魔术给我们看，变会吐丝的树叶。他摘一片树叶，扯开，白白的、细细的丝就往外冒，丝也不会断掉，一截一截，后来树叶就变成了一张绿色的渔网，很好看，贴在眼睛上能看到闪烁的阳光。

"你这也叫魔术？这杜仲本来就是'丝连'树，肯定是有丝扯不断嘛！"我和石头都叫了起来。

"你们真是两个小鬼精，什么都知道。"三表叔一点也不生气，摸摸我俩的头，还奖给我们几粒炒熟的黄豆吃。

那时，我们知道的其实太少，根本不明白"丝连"也是"思念"，是"骨头断了还连着筋"。一直到背井离乡到外地后，我才似乎有一点明白。还记得曾经写过一首酸酸的情诗就叫《思念》，其中的一节是："思念是什么／思念就是我家乡的杜仲树／洁白光滑千丝万缕的丝啊／怎么扯也扯不断。"那个时候我和石头都不知道，三表叔喜欢我俩，是因为村子里只有我和石头跟他的狗蛋同岁。

兴许是三表叔莳弄得好，刚刚过了十个年头，杜仲树就长成了气候，齐刷刷地高耸入云，终于能剥皮做药材了。三表叔真是高兴，天天合不拢嘴，对着树笑。

我们曾看过三表叔给杜仲树剥皮。常常是春末夏初时，一场雨刚过，树叶绿绿的，空气清新好闻。三表叔穿着他那件唯一的白衬衣，拿着一把磨得锃亮的小刀，到了树前，深吸一口气，像在举行一个仪式。然后，就和表演一样，小刀在手中上下翻飞，锋利无比，眨眼之间一块树皮就被剥下。一棵树交错着剥掉大约三分之一的树皮，三表叔才用了五分钟不到。我和石头觉得这才真是三表叔最好的魔术。

刚剥完的杜仲树，洁白如玉，透着明亮的光泽，流着新鲜的亮晶晶的眼泪，很痛的样子，让我们忍不住总想去抚摸一下。三表叔这时会大喊一声："别动，离远点。"然后迅速拿出早已准备好的干净塑料薄膜条，像包扎伤口一样认真细致地包住。常常得过半个月，一直看到新树皮差不多长出时，三表叔才会小心翼翼地把薄膜条取下。也只有这个时候，我们才有机会去摸一摸树干上的瘢痕。凉凉的，涩涩的，粗糙得像三表叔的手。

剥下的新鲜树皮三表叔会让我们尽兴玩。这些树皮青青的，很厚实，摸着湿润而滑腻。我和石头各自选一块就开始比赛，看谁扯出的丝又长又多，而且还不会断。那些丝啊，像蚕宝宝和蜘蛛吐丝一样，越来越长，越绕越多，怎么扯也扯不断。这真是一个好玩的游戏，百玩不厌。想想这片杜仲林的丝，应该比丝绸之路还长吧。

那个时候杜仲皮并不很值钱，只勉强能糊口。三表叔开始一趟一趟地去接三表婶回来。可三表婶那时候已经去城里打工当保姆，怎么也不愿意跟他回来。狗蛋在姥姥家上学，也不愿回来。

三表叔变得沉默了，像一截歪着身子的老树桩。十多年的杜仲树可真是漂亮啊！青绿而光滑的树干，椭圆形的小叶片层层叠叠地在天空撑起一片浓荫，直直地向上长，昂着头，高大清俊，棵棵都是玉树临风的君子。简直无法相信，一辈子都直不起腰的三表叔却种出了腰杆挺得这么直的大树。三表叔自己也是常常要踮起脚尖，斜着身子，才能看到树梢。

二十年是个坎。村里推行第二轮联产承包，要把以前的田地全部收回重新分配。三表叔的杜仲地当然也不能例外。这时，三表叔的犟脾气又来了，像疯子一样，拖着跛腿从村里找到镇上再找到县里。后来就是以自杀来威胁。干部们被他缠得没办法，最后只好妥协，杜仲树还是他的，代价是他必须交双倍的提留费。大家伙都明白，这些树真的就是他的命。

没想到的是，刚过两年，药材说涨就涨了起来，三表叔的春天终于到了。杜仲那几年的价格一路飞奔，即使是两倍的提留款也没挡住三表叔致富。杜仲再贵，三表叔还是不紧不慢地剥皮，一年只剥那三分之一。扬眉吐气的三表叔除了卷树叶吹小曲的次数多了起来，别的几乎没怎么变，还是那件白衬衣，跛着腿，把所有卖杜仲皮的钱都送到了姥姥家，供狗蛋上学。

可惜好景不长，没过上几年好日子，三表叔，到底还是为这些树把命都搭上了。那是一个秋夜，四个窃贼，先是毒死了老黄狗，然后就拿刀剥树皮。等三表叔发现时，一大片树都被剥了个精光。月光下，被扒光衣服的杜仲树，潸然泪下，洁白的身子刺得人眼睛生疼。三表叔抓起猎枪拼命地追赶。贼是追上了，却挨了两刀，躺在血泊里。

还是我母亲起早去摘棉花时发现了他，浑身是血，伤得不成样子。

"三娃子，你这是何苦呢，不就是几棵树吗，犯得着把命搭上吗？"母亲忍不住心痛地埋怨。

"嫂子，我不后悔。小时候，爹娘为了治我的小儿麻痹症，到处找杜仲树剥皮，回家后撒把盐炒熟就给我熬汤喝。娘一直说，是杜仲救了我的命。后来我爹临走时腰痛，想喝点杜仲水，我娘找了几十里地都没找到，其实是因为我，方圆几十里的杜仲树早被我娘给剥完了。娘那时心疼我，一见杜仲树就高兴地把皮剥完，皮一剥完树就没了。我这条命不知是多少棵树换来的。"

原来，三表叔一直都是在赎罪。

三表叔奄奄一息的时候，狗蛋终于赶了回来。二十几岁的狗蛋长得又高又壮，像棵杜仲树。三表叔只说了一句："树给我好生看着……"就咽了气。

一般来说，药名的形成，都有点故事，杜仲却没有。《本草纲目》仅仅记载一句话："昔有杜仲（人名）服此得道。"杜仲原来就是一个人啊！他应该是杜家的第二个儿子吧，据说他是一个善良的纤夫，为了给同伴找到治疗腰腿痛的良药，被水冲进了洞庭湖，临走时还紧紧地抱着那些救命的树皮。

伯仲叔季。我一直认定三表叔前世也是一棵杜仲树，他也许是杜家的第三个儿子吧。无论如何，他们都是一家子。做一棵树未必比人自在，但至少，他可以把腰杆挺得直直的。这也许就是三表叔的心愿。

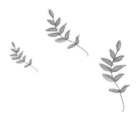

第五辑

不染尘

世上的本草这么多，纵然金钗再是灵丹妙药，不用又有何妨。"玉在山而草木润，渊生珠而崖不枯。"慈悲为怀的人类，就给这一对情侣留下一方净土，不要去打扰他们了吧！

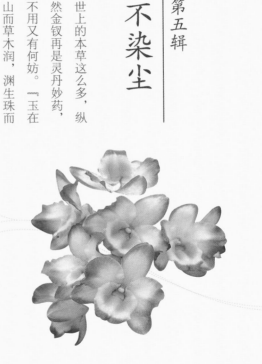

金钗
世外仙姝

　　这个金钗，可不是女子头上的金钗，也不是《红楼梦》里的十二金钗。它是一味名贵中药，兰科草本植物，唐代开元年间的《道藏》把其列为中华九大仙草之首。因其干燥后外形、色泽与古代美女头上漂亮的金钗极其相像，故名"金钗"。

　　在湖北的保康县和神农架，境内重峦叠嶂，沟壑纵横，峡谷密布，古木葱郁，鸟语花香，号称"鄂西北天然药库"，产有天麻、柴胡、杜仲、五味子等名贵野生中药三百多种。其中最有名的就是金钗。

　　金钗微寒味甘，可养胃生津、滋阴清热，治疗热病伤阴、胃津不足疗效最好。随意折一枝回来，插在砂石中或吊挂在屋檐下，每日浇水，就会经年不死，所以又称"千年润"。

　　山里的药农们常常会说一句话：做事难，难似打金钗。打金钗有二难，一是寻找难；二是采摘难。

　　说寻找难。是因为金钗多生长在大峡谷的万丈悬崖之上。

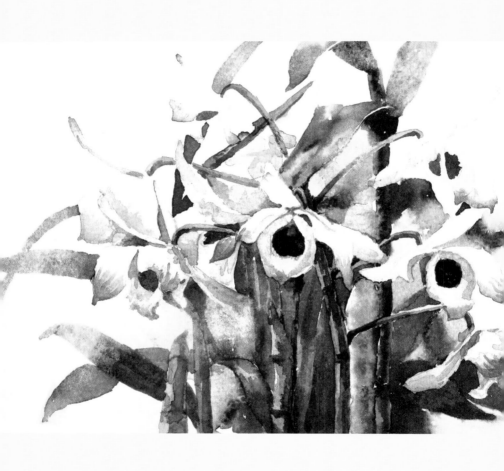

而那万丈悬崖也是有讲究的。悬崖之上要有生长着苔藓的青石，悬崖之下要有终年为青石反射日月光华的潺潺流水，这样的青石才最讨金钗喜欢。在悬崖的石坎缝隙之中，俗物不能到达，阳光不能直射，傍溪流而不受其冲，有风雷而不受摧残。云雾遮蔽之中，金钗石斛一日一日汲足天地之精华、日月之灵气、绝壁之清风，最后才不慌不忙，一寸一寸地拔节、抽叶、开花、吐露芬芳。金钗的花丛并不大，最多七八或数十根细枝在青石上盘结如竹，再散散落落地长出几朵紫色小花，更显清雅古奇。人在悬崖之下，望其遥不可及。若不是经验丰富的药农细心观察，谁能发现那悬崖峭壁之上还有一丛世外仙姝呢！

比寻找更难的是采摘。金钗难采不仅是因为崖险，还因为它有一个保护神"怪物"。古人采金钗，常常是三五人结伴。上面二人将酒杯粗的大绳固定在大树上，绳子上系满铃铛，手持猎枪或利刃，警惕"怪物"啃断绳索。悬崖下面有二人负责观望指定位置。一切准备停当后，采药人才从万丈悬崖顶端慢慢降下。最可怕的事情就是采药人在慢慢降下时被"怪物"发现。那"怪物"会奋不顾身地飞扑过来，用长尾和蹼猛烈地扑打药农。更多时候，它们会用锐利的牙齿咬断绳索，使采药人坠入万丈深渊，粉身碎骨。

后来发现，这"怪物"其实是飞鼠，民间叫"催生子"。说来神奇，这飞鼠的身上也产一宝，即它银灰色的粪便，叫五灵脂。五灵脂能活血化瘀，帮助妇人怀孕生子，故有"催生子"称谓。可飞鼠为什么要保护金钗呢？原来它们是一对"神仙伴侣"。飞鼠喜欢金钗的香味，金钗喜欢飞鼠的粪便。飞鼠的粪便滋养了金钗，金钗长大后又成为飞鼠的美食。所以有金钗的地方必有飞鼠，有飞鼠的地方定有金钗。这一对伴侣日日在悬崖峭壁间逍遥自在，好似神仙。飞鼠因为"吃金拉银"近似神鼠，非常珍稀。说它是"怪物"是因为它长得确实很怪，眼如猫，嘴如鼠，耳像兔，爪像鸭。四肢间还有蹼，凭着这宽大的蹼，可以随心所欲地滑翔。人们见它这么怪模怪样，自然视它为"怪物"。

　　那一年去保康，一直想目睹金钗的芳容。路上，遇到一位当地药农老张，他讲述了一段自己去采金钗的经历，听来真是惊心动魄。那年老张刚满十八岁，血气方刚。母亲患胃病卧床，偶然听医生说这病若是有金钗就好，他便打定主意要去山里找金钗。父母亲当然不同意。老张表面遵从，暗中仍然和同村的几个伙伴在偷偷寻找。功夫不负有心人，终于在一绝壁峡谷处发现一丛金钗。那天，他们一行数人全副武装去采金钗。兵分两路。先派人去对面的山崖假装扔绳索攀越把飞鼠引走，这边的人忙去偷采金钗。这一招果然奏效。那边还在和飞鼠周旋，这边已成功采得金钗。快到家时，老张怀抱金钗正满心欢喜，却见一飞鼠突然从天而降，迎面扑来。这阵势他哪里见过，吓得跌倒在地，双手死死护住金钗。幸好父亲及时赶来，撵走飞鼠。

　　当日深夜，老张家里忽然传来了婴儿的哭声，如泣如诉，不绝于耳。家人好奇，循着哭声寻找，却什么也没有找到。第二日晚上又是如此。反反复复足有半月之后，老张的父亲才发现是飞鼠在屋后作怪。老张的母亲信佛，听到哭声后坚决不肯吃金钗。遂在老张的姥姥过八十大寿时送去做了礼物。说来也怪，金钗自从被母亲送走后家里就安静了，再也听不到婴儿的哭声。没想到过了几日，舅舅却过来说，飞鼠大约是跟着金钗的香味又到了他们家附近盘旋，也是夜夜啼哭，搅得村里人不得安宁。姥姥让舅舅把金钗送还到山中大峡谷。老张可能还是因受到惊吓，从舅舅走后就开始发烧，说胡话，断断续续病了半年才好。

从此，老张再也未曾动过采金钗的念头。听了老张的描述，我也断了去寻找金钗的念想。因为我忽然发现，这一对"神仙眷侣"倒真像是林妹妹和宝哥哥的化身呢！一个活脱脱就是三生石畔的绛珠仙草，一个岂不正是太虚幻境的神瑛侍者。他们远离人间烟火、万丈红尘，原来是结伴到了这里。既然好不容易才再续前缘，怎么会愿意再接受分离的痛楚呢？

世上的本草这么多，纵然金钗再是灵丹妙药，不用又有何妨。"玉在山而草木润，渊生珠而崖不枯。"慈悲为怀的人类，就给这一对情侣留下一方净土，不要去打扰他们了吧！

独活
等风来

　　独活，贵在一个"独"字，妙也在一个"独"字。我开始关注独活，是从读雪小禅开始的。

　　美女作家雪小禅曾说："我是个'各色'的女子。有女友用一味中药来形容我，那就是——独活，对这个形容我非常认同。……而独活未尝不是一种更妙的意境，少了苟同的人生。"雪小禅可谓文坛达人了，她编杂志、教戏曲、写美文，满世界跑，做什么都做得风生水起，可她为什么要把自己比作"独活"？

　　在我的印象中，"独活"是一味祛风的中药。辛、苦、微温，可祛风胜湿、散寒止痛，生于川蜀地区荒无人烟的山野。而我第一次用独活，则是给一位产妇。这位产妇产后数日，忽然腰腹疼痛，浑身难受，进食困难。我诊断后怀疑是腹中余血未尽，遂开出益母生化汤以化瘀补虚。查房的老主任看了又看，问了又问，慎重地对我说："可能是受风，再加上一味独活吧，除风止痛。"我按老主任说的做了，果然药到病除。这次经历，让我对独活刮目相看。女人在坐月子期间，最怕的就是风。而上苍就安排下一味祛风的药。我想，这独活，怕是专门为世上的女子备下的吧！

中医认为疾病来源于六邪：风、寒、暑、湿、燥、火。当我们体质虚弱时，这六邪，每一种都会侵犯我们的身体，而风尤甚。风为百病之长、六邪之首。风为阳邪，风性主动，风性轻扬，风影无形，善行而数变，且行无定处……总之，这风邪就像世间的男子，无才的轻浮浅薄，有才的风流善变。做女子的，不能个个都有一双慧眼，但若备一味"独活"，定能少一些伤害。

原来接触到的独活，都是中药房里的。在以后的日子里，我就特别想见见生长在野外的独活。我查阅《本草纲目》："一茎直上，不为风摇，故曰独活。"《本草纲目》又引《别录》说："此草得风不摇，无风自动，故名独摇草。"这些描写，虽寥寥数笔，但活灵活现地描绘出了独活的样子，也更加剧了我想见独活的渴望。

我有幸见到独活，是在巴东的大山里，缘于一位偶遇的朋友。那是在一次招聘会上，我和一同前去应聘的梅子相遇。梅子笔试过关，面试时却遭淘汰。无关才识、形象问题。梅子很美，也很有才气，但她却有一个习惯：一见陌生人就紧张，一紧张脚后跟就会晃，脚后跟一晃身子也跟着晃，整个人就像氢气球，踩在云朵上，飘呀飘的。看得人心里着急，恨不得上去扶一把。而她自己呢，其实是镇静的，若无其事的，回答问题也是条理清晰的。一位资深考官惋惜地说："姑娘啊，你这种无意识的晃动，其实是一种病态。是你心里抗拒压抑、自卑和不自信的一种外在表现。你要学会克制。"

出来后，梅子和我说："我心里也明白，可就是控制不住。我大约就是一株独摇草。只适合生长在山里面。"

"独摇草"这三个字让我和梅子相见恨晚。梅子说，她出生在巴东地区的大山里。山里处处都是独活，而她就是看着独活长大的。母亲生下她后精神失常离家出走，父亲长年在外打工。她是一只灰色的小猫，静悄悄地跟在爷爷奶奶的后面。爷爷奶奶在山坡上干活，她就在草地上玩儿，捉蚂蚁、逮蚂蚱、抓蝴蝶。玩累了，她就会找上一株独摇草，面对面地坐下。独摇草是最奇怪的植物。有风的时候，别的植物都在动，它一动不动。风住了，别的植物都静止不动，它却开始晃动。梅子觉得它们太可爱啦，是带着机关的不倒翁，是被施过魔法的小花仙。奶奶说，你看着它们摇，如果哪一天你能看到所有的叶子都重合在一起，你妈妈也许就会回来。于是，梅子看得更频繁，更专注了。

梅子是在独活的陪伴下长大的。高兴的时候，她会和小草一起摇啊摇，对着小草唱歌跳舞。伤心的时候，她会朝着小草倾吐一大堆的委屈，诉说无限的忧伤。独摇草可真美啊，它是梅子亲密无间的伙伴。她们不受任何干扰地摇啊摇，晃啊晃。摇着天，摇着地，摇着太阳，摇着月亮，摇走了成长的烦恼和忧伤，一直把梅子摇成了一个美丽的大姑娘。

长大后的梅子立志学医，幻想着有一天能见到母亲，治好母亲的病。

可惜的是梅子因为一时克服不了自己在紧张状态下无意识的晃动，决定再也不参加应聘了，她要回到山里，当一名乡村医生，做一辈子的独摇草。

我得以见到独活，就是因为梅子的邀请。那是一个阳光灿烂的五月，在荒无人烟的山野、在稀稀疏疏的灌木丛、在潮湿茂密的野草中，我终于见到独活。一朵一朵素面朝天的花儿，就那么轻轻浅浅、简简单单、淡定从容地开在光阴深处。无枝无蔓，孑然而立。大朵大朵的花儿，大概是在笑吧，只是那笑容仿佛有点苍凉，有点冷冽，有种千里之外的距离感。

等风来。我和梅子坐在巴东海拔一千多米的山坡上，等风来，看草摇。梅子刚过一岁的儿子在那儿摇摇晃晃地学着走路，一会儿跌倒一会儿爬起，笑得咯咯叫。风呼呼地说来就来了，我蹲下去，跪在独摇草的旁边紧紧地盯着它。这朵奇特的花儿，真的是不动呢，仿佛是定海神针，仿佛是铁打的金刚。风吹草动，风起云涌，风吹草低见牛羊，大风起兮云飞扬，当芸芸众生都在随风俯仰，随风起舞的时候，独有它，岿然不动。这样的内心该有多么的强悍呢！

后来，每当见到独活，我就会想到风中屹立的独摇草，想到独摇草一样的梅子。让人欣慰的是，梅子到底找到了属于她的幸福。

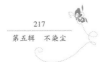

217

《雷公炮炙论》里记载：采得独活后细锉，拌淫羊藿裹二日后，曝干，去淫羊藿用，免烦人心。"可见，独活真的是一味妙药呢，它不仅可除风，而且可医心，能够免心烦，治孤单，祛人世的薄凉。

在南宋，有一位才情过人的美女朱淑真。她曾留下一本《断肠集》。集中的诗，句句让人断肠："独行独坐，独唱独酬还独卧。伫立伤神，无奈轻寒著摸人。此情谁见，泪洗残妆无一半。愁病相仍，剔尽寒灯梦不成。"可真把女人的孤独写尽。想来朱淑真不知道"独活"，倘若她也像梅子那样，做一株坚强的独摇草，她的一生，一定不至于那么凄凉，那么孤独，那么无奈。

依稀记得雪小禅还有一段话："更多的时候，孤独的人都养着一只精神的孔雀。这精神的孔雀，在蓝色的星空下，百媚绽放。拥有这些孔雀的人，拥有银莲满目的悲凉之美。"在我看来，这精神的孔雀大约就是藏在心底里的那一朵独活之花吧！

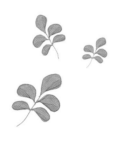

连翘

不染尘

　　不知道是谁，在古隆中的武侯祠前种上了两排连翘，一年比一年旺盛。一到春天，连翘花就噼噼啪啪地开放，热烈奔放，炫目的金黄色，像在地面燃起了一道美丽的云霞。原本凝重、朴拙、灰暗的武侯祠也变得生动、明亮起来。连翘花爱笑，和迎春花很像。但迎春花是淡淡温婉的笑，最多轻扬一下眉梢。连翘花则是娇俏、明媚的笑，嘴角翘得像月亮，走出好远似乎还能听见那些银铃般的笑声。

　　武侯祠内，俨然还是三国时代。诸葛武侯端立正中，羽扇纶巾，踌躇满志。左边是费祎、马良、庞统等一厢文官，右边是邓芝、廖化、马谡等一列武官。暗红色粗壮的祠柱，依稀可见"锦囊妙计"高悬，可闻金戈铁马、刀光剑影之声。

　　一个硝烟滚滚的时代，走得再远，背影还是那么沧桑、沉重。

　　其实，武侯在隆中隐居时，哪有这么沉重，那时还多年轻啊。十七岁到二十七岁，风华正茂、挥斥方遒的十年。那时是真正的"卧龙"，躬耕喜读，谈笑有鸿儒，往来有才女。竹林漫步、小虹桥赏梅、月夜长啸、吟诗作赋、初识黄月英。一切都是明亮的，金黄的，是晨曦时的光，是连翘花刚开。

这十年，不是他生命中最辉煌的十年，却一定是他记忆中最欢喜的十年。春去春回。可惜上苍给他的时光太少，出师未捷身先去。不然他一定会和花木兰一样，壮士十年归，回家著旧裳，续写他生命中纯粹简洁的草木时光。

春光一走，迎春花就开始凋落，连翘花也是。迎春花落了也就落了，它是冒着风寒拼了性命来迎接春天，真正是为他人做了嫁衣裳。花开尽，一生的荣光也就绽放。连翘花不一样，它是有底气的，它还有一池的香墨要抒写，要浓墨重彩地写。它要换一种方式去完成它的梦想，延续它的金色年华。

来一趟世间，不容易。活一次，就要活得精彩，春也好，秋也好，都要流光溢彩，留下深深的足迹。

连翘的选择是做一味中药，俯身劳苦大众。味苦，微寒。春夏秋冬，清热解毒，散结消肿。

一朵一朵的黄色的花儿落下，长出一粒一粒绿色的小青果，是谓青翘。慢慢变大，变成了一串串金色的小灯笼。八月成熟，还是黄色，只是黄得深了，重了，变成棕褐色，像脱了布衣穿上了官服的大臣，庄重起来。也还是微抿着嘴带着笑意，只是多了含蓄与谦卑，是谓老翘。青翘、老翘都可药用。

李时珍说："连翘状似人心，两片合成，其中有仁甚香，乃

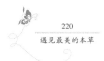

220

遇见最美的本草

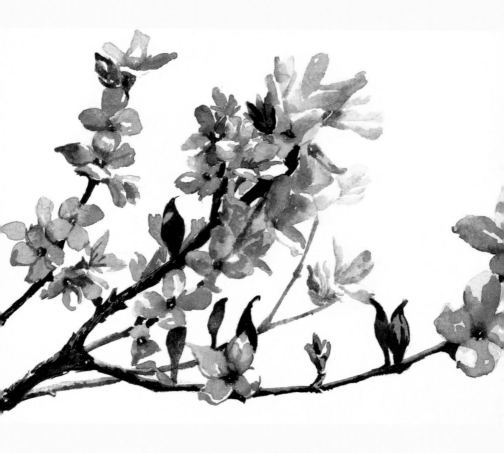

少阴心经、厥阴包络气分主药也。诸痛痒疮疡皆属心火，故为十二经疮家圣药。"

做医生的谁没用过连翘？或许是心心相印吧。忍着痛与苦，把美丽的身体弯成一个心形，亲近，谦卑，尔后直抵每一个灵魂深处。人体只有十二条经络，它竟然条条都能通到。这么大的神通，是谁给它的呢？

连翘，连翘，是名词也是动词。它注定是中药里的翘楚。是中草药军团里的一员骁将，处处留芳名。

初起风热感冒，咽喉肿痛，都会用银翘散。没错，金银花和连翘就是这台戏的主角，直唱到喉清目爽，那一袭热风烟消云散方罢休。

斑疹、丹毒、瘰疬、痈疮肿毒这些让人生厌至极的毛病就用连翘散坚汤。自然，连翘是君也是臣，哪怕是大战三百六十回合，也要打得那些无名之毒落花流水春去也。

一半是火焰，一半是海水。前半生，青春激扬，如火如荼。后半生，悲心拔苦，大慈悯世。可惜，中草药的江山不封侯，若是封侯，也该为连翘大将修一座威武的祠。

第一次见连翘是在保康。一座青山连着一座青山。人在山缝中的绿水边行走，怎么走也望不到头。忽然看见溪涧对面的山上一片金黄色的花朵，在山风中如一团燃烧的火，摇曳生姿。一问方知是连翘花。此时自己已经在中药方上写过无数次的连翘，早已视连翘为故知，却没想到连翘竟然生长在这么偏僻的高山，还有这么美丽的花朵，顿时就有了跑过去亲近的冲

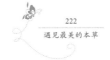

动，可那么高的山，那么深的水，只能望而却步。想起《关雎》里的"千步连翘不染尘，降香懒画蛾眉春。虔心只把灵仙祝，医回游荡远志人"。有多少感情都是这样，似乎近在咫尺，实则隔着千山万水，只能在心里默默祈祷。

心中怅然。那一刻，就像遇一未曾谋面的网友，在网上相识相知，窃窃私语，神往多年，却擦肩而过，遗憾至极。可喜的是那三个字，不染尘。寒风凛冽的山崖间，荒凉无人的山涧旁，孤零零地开放，枯荣自守，真的是纤尘不染，烟火之外啊！

幸运的是，在武侯祠前，终于还是有缘相见。远看是一团火，近看还是一团火。那一朵朵燃烧的火苗足以照亮世间所有的黑暗和阴霾，足以灼伤一双双世俗的眼。

花枝开得那么满，一条细细的枝上竟有千朵万朵，数也数不清。这是一朵一朵正在修行的心。真想变成鹅黄的一朵，落上去。该灿烂时灿烂，该付出时付出。"不起凡夫染污心，必成寂静菩提果。"修成一枚金色的果去养护千千万万的心，这样的人生该有多么完美。

灵芝

神奇的小蘑菇

　　那个时候还不识字呢，但是会翻书。装模作样地翻书，只看图画。翻父亲那本厚厚的药书，书页黄黄的破破的也不在乎。看到一个小蘑菇调皮地蹲在纸上时，我停下了。"爹爹，快来看，这儿有个小蘑菇。""丫头，那是灵芝，是聪明、有灵性的小蘑菇。"父亲边说边拍拍我的后脑勺。"就像我们家的小丫头。""喊，才不像我，像你呢。"我对着父亲的背影撇撇嘴，伸伸舌头。心里想，要是戴上草帽呢，倒也还是有几分像的。

　　那个时候最喜欢吃蘑菇吧。谁不喜欢吃蘑菇呢，又可爱又甜美，带着一种莫名的芬芳。灵芝简直长得和蘑菇一个样，像双胞胎，真想把它从书上摘下来偷偷地吃掉呢。

　　很搞笑的是，后来我才知道，想吃灵芝的人太多了。有那么多的皇帝都对灵芝垂涎三尺。最早的时候是秦始皇，大手一挥，浩浩荡荡地派一个叫徐福的率领三千童男童女到东海瀛洲，专门寻访长生不老药——灵芝。后来又有汉武帝，只因为甘泉宫上栋梁腐朽长了一株灵芝，大臣们借机说是祥瑞之兆，他便大喜，大赦天下，从此崇拜痴迷灵芝，降旨让民众每年向朝廷进贡灵芝。到了宋真宗和宋徽宗，更是逼迫民众举国上下找灵芝。有诗为证："大臣穷搜远采，山农野老攀援狙杙，上至不测之所，下到溪涧壑谷……人迹之所不通，往往求焉。"再后来又有武则天、嘉靖、康熙……

总之，灵芝就是唐僧肉，皇帝们都想吃上一口。有了皇帝做广告，灵芝的身价能不坐上火箭嗖嗖嗖地直上云霄！

文人可能也想吃，可文人多穷啊，哪里吃得起，只能疯狂无边地想象。《山海经》里说灵芝是炎帝小女"瑶姬"的化身，"瑶姬"刚到出嫁之年，即"未行而卒"，她的精魂飘荡到"姑瑶之山"，化为瑶草，实为灵芝；《白蛇传》里白娘子为了救许仙偷偷跑到峨眉山盗灵芝仙草，成就爱情千古传奇；《红楼梦》里曹雪芹让长在西方灵河岸上三生石畔的绛珠仙草下世，变为林黛玉……

灵芝到底是个什么宝贝，让历代帝王才子佳人平民百姓都趋之若鹜？

灵芝最早发现于我国。两千多年前，《神农本草经》将其列在人参之上，为上上品。又按色泽给灵芝分类，并详细说明各有妙用，且久食轻身不老，延年成仙。其中以赤芝和紫芝疗效最好，赤芝"苦、平、无毒，主治胸中结、益心气、补中、增智慧、不忘"，紫芝"甘、温、平、无毒，主治耳聋、利关节、保神、益精气、坚筋骨、好颜色"。这两种灵芝一赤一紫，亮亮的，都很漂亮，也就是现在最常用的灵芝。

灵芝一名即因其功效灵验，治愈万症。还有一说是药王孙思邈在峨眉山采药，经常去县城行走，一日遇见曾经全身浮肿的教书先生，他以为先生病重，早已无法治疗，没想到先生却像个健康人，一询问，才知道是喝了异样的"蘑菇汤"。原来峨眉山有个破庙里住着母女二人，母亲常年患病，姑娘叫灵芝。为了维持生活，灵芝天天到山上采蘑菇卖。有一天，她在一棵枯树下，发现了三个异样的"蘑菇"，形状像把小伞，冠有碗口大，把有半尺长，颜色红紫发亮。她到城里去卖蘑菇时顺便把这三个也带去，但没人买。教书先生的儿子跑过来说病危的父亲想吃蘑菇，就把那三个"蘑菇"买了去。后来昏迷的老人喝了"蘑菇汤"，第二天居然醒过来了，又喝两天，奇迹出现，病情好转，还能上街转悠。孙思邈听后非常惊奇，便上山寻找这种神奇的"蘑菇"，并用姑娘的名字命名，称之为"灵芝草"。据说从那以后，他就常常上山采摘野生灵芝服用，活了一百四十一岁，无疾而终。

抛开那些美丽的传说，灵芝的本质其实很简单，它和蘑菇一样，都是真菌。灵芝是多孔菌科，蘑菇是伞菌科。蘑菇含有丰富的氨基酸和蛋白质，灵芝则不同，除氨基酸和蛋白质外还有一个灵魂物质——灵芝多糖。灵芝多糖就像个神奇的魔术师，这里一点，那里一点，让不正常的指标都回归原位。而且灵芝多糖没有任何毒副作用，不会给人体增加负担，所以临床上肝脏疾病和肿瘤癌症患者把灵芝作为辅助用药的最多。

唯一的遗憾是野生灵芝实在太少，主要是对生长条件的要求太苛刻。有古书曾记载：灵芝是生长在有某种珍稀高山动物的尸体附着的千年栎树的朽木之上的芝菌，须在海拔千米以上的阴湿环境气候下才能生长。这些条件决定了灵芝的弥足珍贵，也给灵芝蒙上了一层神秘的面纱。如今，原始森林的减少和采摘灵芝的火热，哪里还有灵芝的栖身之地。

　　野生灵芝供不应求，怎么办呢？聪明的古人很早就想到种灵芝。魏晋时期的道教典籍《种芝草法》书中写道，分别于立春、立夏、立秋、季冬之日，在东南西北山阴处掘坑，埋入曾青、丹砂、黄金、雄黄等物，百日之后即可采青芝、赤芝、黄芝、紫芝。这显然是故弄玄虚，用这样的重金属化学物质怎么可能种出真菌呢！《隋书·经籍志》中也载有《种芝法》《种芝经》《种芝草法》。清朝陈淏子在《花镜》一书中写道："道家种芝法，每次糯米饭捣烂，加雄黄、鹿血，包暴干竹笋，候冬至日堆于土中自出。或灌菌入老树腐烂处，来年雷雨后即可得各色芝类。"

　　看古人所写方法不少，可实用的并不多。真正的种植技术还是近三十年发展最为迅猛。现在的高科技种植非常简单。用棉籽壳、麦糠等作为培养基，配备合适的菌种，掌握合适的温度、湿度、营养、水分、光照、酸碱度，两三个月即可培育出灵芝。

　　很多人问我，野生灵芝和种植灵芝到底有什么区别。我说就四个字："独特"和"灵性"。独特是它的外表，独一无二，世界上没有两个完全相同的野生灵芝。灵性是它的内在，种植灵芝没有经历过大自然四季阴阳的滋养，哪里会有野生的"灵性"，灵芝多糖的含量自然是不能和野生的相比。

灵芝的吃法很简单，可煎水、可煨汤、可泡酒泡茶、可冲服。微微的苦、淡淡的清香、温和的性情、不挑人不挑事，不管是神经衰弱、高血压、体质虚，还是肿瘤癌症都可以服用。俗话说千年的人参万年的芝，这样的品性一定来自于天长日久的修行。时光在灵芝上留下的不是苍老的年轮，而是一圈圈亮丽的花纹。没有野心，没有渴望，从容豁达，开放在山野最偏僻的角落。腐朽的树桩于它是仙境，如淤泥里生出的莲花。

小时候我们家药柜里很少有灵芝，父亲说正宗的灵芝实在难找。有一次，邻村的王大脚来找父亲，说儿子得了肝炎，要父亲一定想办法弄点灵芝。王大脚个子高，总是穿一双大大的黑棉布鞋，走路山响，说话却细声细气。来了两次，父亲说还没弄到，王大脚很失望，走的时候脚步嗵嗵响，把鸡都吓得往外跑。后来王大脚又来了一次，兴高采烈地对父亲说："听说古代还有人种灵芝，我也想试试。"父亲皱着眉头说："种灵芝可不容易，一是要菌种，二要千年腐朽的栎树或阔叶树，三要海拔千米以上的阴湿环境。"王大脚说："不管怎么样都要试一试。"他天天去山上转，果真找到了腐朽的栎树，拖回家，日日浇水，灵芝没长出来，倒是长出了一群小蘑菇。说来有意思，王大脚后来竟成了我们那里有名的蘑菇木耳养殖专业户。

野生的灵芝，实在稀缺，可遇而不可求，就像感情。如若遇到了，那是你的缘，是你的修行。有的病人说："我就是想吃野生的灵芝。"我说："好啊，那你就去药房里选上几个吧。如果能遇到野生的，那是你的福气。如果没有野生的，人工种植的也能凑合。如果种植的你不想吃，那就多吃蘑菇吧，一样的美味和营养。当然，吃蘑菇的时候一定要睁大眼睛，避开那些有毒的蘑菇，那些毒蘑菇大概都是老法海变的吧，阴险着呢！"

沙漠奇药

肉苁蓉

是的，是在沙漠，一望无际，寂寞而荒凉的沙漠。在这里，时而高温如火炉，时而寒冷如冰窖，所有存活的植物几乎都变了模样。婀娜多姿的杨柳变成了张牙舞爪的怪柳；仙人掌干脆把叶子都变成了刺，尖利地刺向天空；梭梭树呢，则争分夺秒地演示生命过程。据说，梭梭树种子寿命最短，仅能存活几小时，但只要给它一滴，或是两滴三滴雨水，两三个小时就会发芽生长，在沙窝里扎下根来。为了有效地保存水分，它们把叶子长得细如甲片，把花开得薄如蝉翼，就连枝条，也尽量长成极度节省的细瘦弯曲。

谁也无法想到，在严酷的沙漠里，却有一类物种不急不躁，慢条斯理，用和梭梭们截然相反的态度与节奏生长着，成熟着。它们的种子小如尘埃，几十年如一日地飘浮在沙尘里，几十年如一日地耐心窥视着，守候着。一旦时机成熟，一旦风吹尘动，它们就会选中自己喜欢的，年满三岁且枝繁叶茂的梭梭树根依偎下来。不管梭梭树同意与否，它们都会在沙土之下的梭梭根上安营扎寨，不依不饶地长出一个吸盘。这个吸盘就像胎儿的胎盘，不声不响地就把母亲体内所有的营养物质吸收到自己体内来了。

这个胎儿就是号称"沙漠人参"的中药肉苁蓉。梭梭树和肉苁蓉，它们两个，一个种子寿命最短，一个种子寿命最长，竟以如此奇妙的方式完美地结合在了一起，堪称生命奇迹中的奇迹。

当然，肉苁蓉绝不像菟丝子那些寄生植物，招招摇摇地缠绕着人家的枝条，且得意扬扬地妖娆着，显摆着。相反地，它们总是心怀卑怯，偷偷地藏匿在沙中，在梭梭树根温暖的怀抱里。三到五年，肉苁蓉终于长大了。它一身横肉，膘肥体壮。

这时，隐身暗处，不见天日，身强力壮的肉苁蓉们终于耐不住寂寞，在四、五月间，探出尖尖的脑袋。它们并不长叶子，一露头就开花儿，紫色的白色的，一朵挨着一朵，密密麻麻，攒足了劲儿争先恐后地往外挤，散发出浓郁的香味，引得沙漠里的甲虫都飞了过来。

和甲虫一起赶过来的，还有精明的采药者们。他们可不愿意眼睁睁地看着肉苁蓉开闲花，那会消耗掉肉苁蓉身上的力气和精华哩。采药者发现一朵小花，会像发现了宝藏，立刻就拿起锄头挖开沙土，从吸盘上轻轻地把大个的肉苁蓉取出来。保存完好的吸盘来年会再长出新的肉苁蓉。据说，成熟的肉苁蓉最高能长到一米多，重达十公斤左右。新挖出来的肉苁蓉粗粗壮壮，肉肉墩墩，浑身披挂着黄色盔甲般的鳞片，活脱脱一个"黑司令"。

这个如江洋大盗般的"黑司令"，处心积虑偷了那么多的水木精华，到底想干些什么呢？它还包藏着什么样的野心？

传说，肉苁蓉是天神派神马赐给成吉思汗的神物。历史上著名的"十三翼之战"是成吉思汗统一蒙古草原的一次重要战役。1190 年，成吉思汗的结拜兄弟札木合，因妒恨成吉思汗的强大，联合泰赤乌等十三部共三万人，进攻成吉思汗。成吉思汗得报后，集结部众三万人，组成十三营迎敌。双方大战，成吉思汗失利，被围困于长满梭梭林的沙山，饥渴难耐，筋疲力尽。札木合当众残忍地将俘虏分七十大锅煮杀，激怒了天神，天神派出神马。神马一跃到成吉思汗面前，仰天长鸣，将精血射向梭梭树根，然后用蹄子刨出了一种粗壮的植物根块。成吉思汗与部将们吃了根块，神力涌现，冲下沙山，一举击溃了札木合部落，为统一蒙古奠定了基础。民间有一句俗话："宁要苁蓉一筐，不要金玉满床。"可见肉苁蓉的珍贵。

李时珍在《本草纲目》中这样记载："此物补而不峻，故有从容之号。从容，和缓之貌。主治五劳七伤，补中，除茎中寒热痛，养五脏，强阴，益精气，多子。"原来，屈身做寄生虫，却是为了最终做经典的"沙漠人参"为人类滋肾壮阳、补益精血的。这，也算是一个以自私手段达到高尚目的的生动实例吧。

"黑司令"只用洗净，切片，晒干后即可药用，变成名副其实的"药司令"。擒贼先擒王。"药司令"进入人体后目标很明确，专找虚弱的肾来发挥它壮阳温补的作用。似乎它很明白，肾主人体的生长发育和生殖机能，是人体的先天之本生命之根。屡试不爽的功效，让"黑司令"成了历朝历代医师补肾壮阳方剂中使用频率最高的药物，一跃而成历代王朝的"贡品"。

一般"黑司令"们大多是粗枝大叶，性情豪爽，可这个"黑司令"却粗中有细。它生于沙漠，甘而性温，咸而质润，补阳不燥，滋阴不腻。也正因为如此，"温而不热，补而不峻，暖而不燥，滑而不泄"的个性让它这个傻大个得了一个"从容"的美名。

勇者从容，智者淡定。庄子说："鲦鱼出游从容，是鱼之乐也。"可惜当年庄子没有遇见肉苁蓉，如果他看到肉苁蓉这个"黑司令"在环境恶劣的大沙漠里从从容容地长大，又从从容容、和和缓缓地补益着人的精血，准会大发感叹："肉苁蓉来去从容，真是苁蓉之乐也。"

当今，用脑、用心、用力过度造成肾虚者越来越多，对肉苁蓉的需求量急剧增长。近年来，很多沙漠地区种起万亩梭梭林，用以培养嫁接肉苁蓉。如此种植，既能保护生态环境，又有经济和社会效益，实乃可以实现双赢的幸事。这也许是奇异的"黑司令"们，在无影无形中打赢的另一个胜仗吧！

罂粟

天蝎座的花妖

　　十八世纪，自从貌似绅士、彬彬有礼的英国人，用坚船利炮把鸦片挟入中国，吞云吐雾立即成为一种时尚，风靡全国。在烟雾缭绕中，"中国功夫大师"蜕变成了孱弱病夫。能够生产鸦片的罂粟花自然成了"万恶之源"，从此不得种植。

　　一株小小的植物被禁种植，实在是前所未有。是罂粟的蛊惑力太强大还是人类的意志力太薄弱，早已没有人去追究。只要禁止种植，斩草除根，悲剧就能避免。切断源头实属无奈之举。瘾君子们如痴如狂，走火入魔，见不到影子，不放弃又能如何！

　　有意思的是，我小时候曾见过罂粟花，奶奶有时会在门前的花圃和菜园里偷偷地种上几株。奶奶之所以敢冒天下之大不韪，是因为父亲幼时经常肚子疼，奶奶听说用几个罂粟果泡酒，疼时喝上两口便能止住，没想到还真管用。奶奶后来就每年种上几株，泡酒备用。我们肚子疼，咳嗽，都会被奶奶灌上

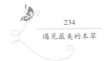

遇见最美的本草

两口，尽管辣得咂舌，可在那个缺医少药的年代，倒是派上了大用场。

我眼中的罂粟花，细细的叶，细细的茎，单薄的花瓣，风一吹，可怜的小花朵就左右摇摆，完全是一个林黛玉般我见犹怜的骨感美人，哪里有半点毒品的恶相！若说有一点不同，那就是花瓣儿，异常美丽。不论是红色紫色还是白色，都不是单纯的那种大红大紫的艳俗，而是像丹青高手用多种颜色精心调制过，有蜡染的格调，绚丽中带着一丝神秘、忧郁、飘忽不定的神情。一株罂粟就开一朵花，且只有三四个花瓣儿，可是不管它开在哪儿，杂在多少鲜艳的花当中，你都能一眼瞧见。仿佛一大群带着烟火气息的女子，只有她涂抹着与众不同的唇彩，超凡脱俗的姿态，一下就能迷住你的视线。

现在想来，大概是因为它的花中带着一丝妖气吧！如若植物的世界里也有《聊斋志异》，它定是当之无愧的花妖。

让一个个活生生的生命在飘飘欲仙中麻醉枯萎，在无限迷恋的梦幻世界中走向毁灭。这样的境界，倘若不是妖，何以如鬼魅附身？

妖最早的时候并不是妖，它可能只是一只可爱的小蛇或者是一只单纯的青蛙，在潜心修炼多年快成仙或已成仙时，却一失足变成了妖。罂粟最早的时候也不是妖。它是远古新石器时代的人们在地中海的群山中游历时偶然发现。因为它的药用价值，古埃及人把它当作治疗婴儿夜哭症的灵药，称之为"神花"；苏美尔人虔诚地称它为"快乐植物"；荷马史诗和《圣经》

中称它为"忘忧草";诗人维吉尔称它是"催眠药"……可爱的古人们都把这个美丽的植物当作了神灵的恩赐。

直到1803年,德国药剂师弗里德希从生鸦片中提炼出了一种物质,它的药效是生鸦片的十倍,他以希腊睡梦之神摩尔甫斯(Morpheus)的名字命名为"吗啡"。又过了五十年,沙尔勒·普拉瓦发明了注射器。一时间,注射吗啡成为一种社会时尚,没有人知道,灾难正在多年以后等待着他们。1898年,德国化学家也就是阿司匹林的发现者林荷·德累塞,从吗啡中提炼出了当时称为"英雄"的药品"海洛因",它的作用比吗啡提高了数百倍。海洛因一研制出来,便立即受到大众的欢迎,被当作特效药,广泛用于止痛、麻醉等医疗领域,风行一时。

当历史的车轮驶进二十世纪的时候,人们终于发现,海洛因竟是悬在人类头上的一把达摩克利斯之剑。它在让人忘却痛苦和恐惧的时候,也能使人在麻醉的虚幻快乐中积习成瘾,产生依赖,从肉体到精神都逐渐萎靡、颓废。鸦片的剑锋就这样被科技的进步不断磨砺,直至变成人类也难以驯服的文明杀手。可悲的是,人类的自私和贪婪战胜了理性与道义,早期的西方国家在禁绝本国人吸食鸦片的同时,却把灾难引向了整个人类。

可怜的罂粟,就这样一步一步在人类的手掌中,从"快乐植物"变成了"魔鬼之花",从可爱的天使变成了让人闻之色变的妖魔。

罂粟喜欢阳光充足、土地肥沃、气候温湿的环境。亚热

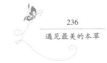

遇见最美的本草

带气候的"金三角"满足了它的一切要求，所以有人就把那里打造成了罂粟的乐园，毒品的生产基地。罂粟秋冬季种植，春天发芽，三四月开花，五六月成熟。罂粟的花朵和花籽并没有毒，它所有的毒素都隐藏在酒盅似的蒴果果壳里。

提取毒汁的过程堪称精巧。常常是在美丽的花朵谢幕十多天后，用薄如蝉翼的小刀片，在午后，轻轻地在蒴果上划上几刀，任凭乳白色的浆液缓缓流出。第二天清晨，在露珠的浸润中，再用弯月形的小刀片轻轻地刮下那些早已凝固的乳白色浆汁。

天然的罂粟乳汁散发着一种强烈刺鼻的氨味，有点像陈旧尿液的味道，令人作呕。可是一经烧煮和发酵，便成了金黄色，吸食时会发出醉人的甜蜜芳香，如妖，有着致命的诱惑，一步步把吸食它的人带入温柔的陷阱。

这些藏匿于罂粟壳中的乳汁，当然是制作麻醉剂最好的原料，也是毒品海洛因的主要原料。其实，中医从古至今一直是在用原汁原味的罂粟壳来入药。罂粟最早在公元七世纪时就作为药品传入中国，李时珍曾在《本草纲目》中记载："罂粟壳，性微寒，味酸、涩。止泻痢，固脱肛，治遗精久咳，敛肺涩肠，止心腹筋骨诸痛。"

小量的罂粟壳，是治疗经久不愈的咳嗽、腹泻的一味难得的良药。明朝曾经流传一个故事。公元 1359 年，朱元璋率众起义。义军在鄱阳湖战败，退到浙江省开化县古田山区。春雨连绵，由于饥饿和寒冷，士兵们染上了痢疾，朱元璋自己也病得不轻，身体虚弱得连马都上不了。他望着这支几千个病号组成的队伍，不禁仰头长叹："天灭我啊！"正在这危难之时，义军遇到了一位白发银须的采药老汉。老汉同情起义军的遭遇，第二天带着儿子挑来两只竹筐，一只放着研细的草药粉，另一只放着一袋白米。老汉用白米熬成米汤，草药粉分成小包，然后叮嘱患病的士兵用米汤送服草药粉，朱元璋也照此服下。

说来也奇，服了几次后，痢疾竟止住了。附近村民们得知消息后，又送来了一批粮食和蔬菜，大病初愈的义军们获得补养，很快恢复了战斗力。朱元璋要酬谢老汉和村民们，老汉说："得民心者得天下，但望坐天下后体恤黎民百姓，便是对老朽和村民们的最好报答。"

公元1368年，朱元璋终于打败了元军，建立了明朝，在南京坐上了皇帝宝座，在劝农桑、兴学校、抑豪强、御边患、崇节俭等方面做了不少有利于百姓安居乐业的好事。他派军师刘伯温去古田山区找到了采药老汉，老汉不愿做官，只告诉刘伯温当年为义军治病的中草药叫"罂粟壳"，并意味深长地告诫说："巧用是味良药，滥用则是毒药。"

没想到这位老汉的话一语中的。罂粟真的从明朝开始就被滥用。万历皇帝三十年不上朝，在宫中试验服食丹药，他的丹药中就有鸦片，他给鸦片起名叫"福寿膏"。他不上朝的借口是头晕眼花，其实主要原因是纵欲过度，再加上鸦片的毒瘾所致。数百年后，定陵被挖掘，科学家对万历皇帝的尸体进行化验，发现他的骨头中真的含有吗啡成分，这成了万历皇帝食

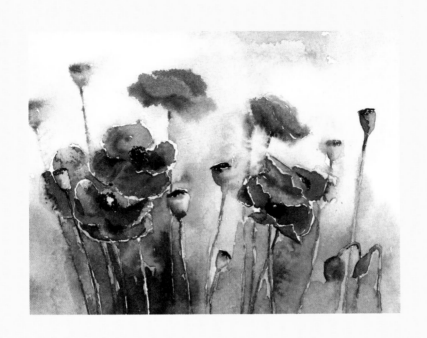

用鸦片的铁证。皇帝如此，有钱有闲者更是纷纷效法。许多年后，躺在那里，佣人伺候着，优哉游哉地吞云吐雾，便成了上流社会乐此不疲的风流雅事。这愚昧的时尚，像一张毒网，打捞着所有附庸风雅的民众。

　　有的人为什么会对海洛因上瘾？这成了人类一直在不断研究的课题。科学家们自有解释，而我则曾经试图从罂粟花身上去寻找答案。偶然发现，原来罂粟花也是有星座的，它竟然是天蝎座。天蝎座是十二星座中最耀眼，也是夏季夜晚天空中最明亮最美丽的星座。天蝎座的性格特点是气质优雅，孤单神秘，爱憎分明，有着让人无法抵抗的魅力。杜甫有诗云："人生不相见，动如参与商。"参与商，说的便是天蝎座和猎户座。它们分别是夏天和冬天最显著的星座，刚好一升一落，永不相见。

天蝎座的一生都在寻找。从星座的神话传说来看，它的心中应该是爱恨交织的。是一直在想寻找猎户座报仇雪恨，还是一直在寻找爱来化解心中的仇恨呢？

看《聊斋志异》里的花狐鬼魅们，其实也一直在寻找。她们跑到人间来寻找性情温和、知书达礼的书生，然后不顾一切，倾其所有为其付出。时而美丽动人柔情似水，时而翻云覆雨杀人如草芥。这一切的背后，都不过是为了得到一份真爱，一份人世才有的真情。

罂粟花其实是有真情的。在1914年第一次世界大战爆发时，德军很快占领了比利时，英、法相继出兵对付德国。比利时的佛兰德当时成了主战场，成百万的士兵们倒在了这里，其中英军阵亡的最多，他们被掩埋在这片土地下。第二年，在佛兰德的大地上，火红的罂粟花遍地盛开，如同烈士们的鲜血。后来，在每年的十月最后一个星期五到十一月十一日老兵纪念日，英国、美国、法国、加拿大等西方国家的人们便都会自发地佩戴上一朵红色的罂粟花，以此纪念一战和二战及其他战争中失去生命的军人和平民。从那时起，象征着美丽、绝望、毒品的罂粟花竟然变成了欧洲人们表达爱、尊重和怀念的标志。

更有意思的是，因为佩戴罂粟花，在英国和中国之间还

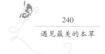

引起了一次外交上的风波。2010 年 11 月，英国首相卡梅伦率团访问中国，当时访问团的团员每个人衣襟上都佩戴了一朵小红花。当他们要进北京人民大会堂时，中方要求他们除下小红花，他们拒绝了，由此引发了一场外交误会。在我们中国人看来，这一朵朵小花就是可恶的鸦片战争的缩影，而英国人觉得自己不过是在悼念那些在战争中失去的生命。

后来，两国在争执中都表达了自己的意见，罂粟花事件以尊重和理解结束。可见，无论东方还是西方，关于和平与爱都应该是没有国界的。国际秩序、国际交往只有建立在公平与友爱的基础上，才能减少人类的牺牲和灾难。

如今，已经很难再见到罂粟花的身影。在夏季的夜晚，仰望着南方的天穹中那些最灿烂的星星，就会不由自主地想起美丽的罂粟花。那些天蝎座的花妖，不知道她们如今是否已经寻觅到了可以救赎灵魂的王子？

无论如何，一株罂粟，它绽放的只会是美丽与纯情，只有自以为聪明的人类才会把它变成毒品与妖魔。事实就是，只有你尊重她，她才会尊重你。

常青油麻藤

千年古藤

　　环村皆山。村西有条河，河边也是山，不同的是，在河边陡峭山坡的林木之上，缠绕着一株千年古藤。

　　古藤牢牢地扎根于石坡之中。藤条形态各异，有的如巨龙腾空而起，有的如蟒蛇游走，有的如猿猴攀崖……

　　这古藤在这里生长了多少年？问谁，谁都不知道。爷爷说从他爷爷的爷爷起，它就在这里。一遍遍重复的只是关于"上古神器"的美丽传说：相传麻衣神相陈抟老祖当年为寻一手杖，踏遍群山，后在鄂西林海中发现有上古植物，遂取诸木于山林，几经修饰终成神器。而造成神器之余料，撒向凡间，便是油麻藤，自此蔓延不绝，生生不息。

　　这些古藤在村里汉子粗糙的手中，真正是无所不能的"神器"，会七十二变。细藤条变成了可以遮阳避雨的帽、结实的鞋、柔软透气的床垫；稍粗点的变成了精致的针线篓、实用的提篮、结实的笋筐、漂亮的圈椅；再粗些的变成了可以挂在树上摘果的梯子、荡来荡去的秋千，甚至是上学路上那道崖边小沟上的临时桥梁。

古藤没费什么心思就这样堂而皇之地走进了千家万户，成为人见人爱的伙伴。长长的藤条看似柔软，实则坚韧，如同山里人的个性。村里人常说，这古藤是有灵性的，是神灵的恩赐。用藤条做成的东西，既坚固结实又轻巧灵便，不会上锈，不易腐朽。事实上古藤的作用远远不止于此，它的神性与灵性在一次突然而至的战争中发挥到了极致。

历史上，曾发生了一场荆楚保卫战。三百多名战士被对方围困在地势险要的山顶，南北两面是陡峭的山峰，东面是山口，西面是深不见底的悬崖。夜幕降临时，南北两面的高山已被对方占领。东面的山口也被封死，只要有一个人影出现，子弹就瓢泼似的倾泻而来。很明显，只等天亮，对方就会发起总攻。在这危急之时，战士们发现了如瀑布般悬挂在西面悬崖之上的千年古藤。他们先派一人双手抓藤，滑下崖去，如果成功抵达崖底就学一下杜鹃鸟的叫声。没想到过了一袋烟的功夫，竟然真的听到了杜鹃叫。三百多名战士就这样依次抓藤而下，神不知鬼不觉地完成了突围，走出绝境。

战士夜走藤萝道完成了一次生命的绝地救赎。藤萝的神灵之性也由此深入村民的心里。朴素的山民们认定古藤就是村子里的镇村之宝。

战争年代走远，古藤像是什么事情也没有发生过一样，依旧一年比一年茂盛，一年比一年壮观，从崖顶汹涌而下。村民

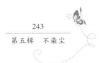

们也依旧攫取着这取之不尽的资源编织着自己的希望与梦想。在收成不好的年月，心灵手巧的村里人开始把编织好的东西拿到集市上去变卖，换点零用钱以维持家用。这些紫红色的古藤编成的容器，明显比别的荆条编成的容器更光滑、耐用、结实、大气、美观。久而久之，走入千家万户的古藤编竟成了地处偏僻村庄的一个符号，一张名片。

在村子里，男人们负责编织，女人们还有一个任务就是收集男人们做完大件后的边角废料。她们细心地把这些红红的碎藤条切成斜片，晒干，封装。这些也是难得的宝贝。它们是中药里的"大血藤"，用它泡茶泡酒或者是熬水喝，能活血补血，舒筋活络。

这些藤条泡出来的茶，紫红色，带着木质淡淡的清香和苦涩。男人筋骨风湿痛时泡上一大碗，女人痛经月事不调时也泡上一大碗。长长的古藤条走进人体就变成了细细的血管和经络，在身体里重新排列组合。疲惫不堪、伤痕累累的肢体在这重组中获得新生，变得柔软，鲜活，如初春刚发出的嫩藤条。

古藤的枝条是大山里的阳光，年年生发，取之不尽，用之不竭。唯一不能取不能动的是它的花儿。三四月，花儿绽放，碧绿的藤条开始热闹起来。古藤的花儿极为别致，绝不同于它的粗枝大叶。五个美丽的紫色蝶形花瓣，巧妙地凑在一起，酷似一只跃跃欲飞的小鸟。花朵总是成串，一串就是一二十朵。花开的季节，一串串紫色的花朵就像一只只紫色的小鸟，一夜之间从四面八方飞了过来，密密麻麻地栖满藤条，远望如同

遇见最美的本草

千万只小鸟正在林中浓荫下栖息，堪称奇观。

村里人总是说，这些小鸟就是古藤的孩子，千万别去碰它。那些紫色的花瓣也的确奇怪，宛如娇嫩的婴儿，一触就破，一破就会流出鲜艳的红色血液。有时，好奇的山羊会偷偷地爬上藤条，把紫色的花瓣当成熟透的桑椹，慌慌张张地咬上一口。就那一口，鲜红色的花朵汁液立即就会顺着山羊的嘴角流下，在雪白的羊毛上留下一串红色。

入了夏秋，这些紫色的小鸟就会悄悄地飞走，留下一串串长长的豆荚，空荡荡地挂在那里。它们都是紫色的候鸟，随季节迁徙，不厌其烦。像村子里所有调皮的孩子，一拨一拨地飞向山外。

山里的孩子，飞到了千里之外的一幢幢高楼。他们以为城市里的高楼，无论如何也比那些终年裸露的高山要富贵要气派。曾经有山里的孩子在城里做了主治大夫，坐在十八层高楼的玻璃窗前，穿着白大褂，像模像样地给一群老人治疗帕金森综合征。帕金森也是一种富贵病，发作时四肢会无规律地颤抖。帕金森发作时唯一对症的药物是左旋多巴。有一天当他看到左旋多巴的说明书时，愣住了。说明书中赫然写道：左旋多巴是从左旋类豆科油麻藤属植物的种子黎豆中提取。

油麻藤，家乡的千年古藤。一瞬间，挂满豆荚的枝条，似苍翠欲滴的苍龙，腾跃而来，正在天穹向他致意。他突然泪流满面。原来自己无论怎么飞，也没有飞出过古藤的怀抱。

"天道尚左，星辰左旋。"没错，千年古藤就是油麻藤，是

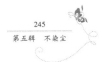

豆科油麻属常绿木质左旋大藤本。原来是它一直指引着村子里的孩子们，向上、向上、再向上，成为他们的坐标和方向。

　　密密麻麻的古藤非树非花，它用独特的生活方式，谦卑而又骄傲的姿态，无与伦比的坚韧，顺应着自然，和谐着万物。风雨雷电、严寒酷暑、砍伐践蹋都无法改变它。不论世界变得如何光怪陆离，人类变得如何面目全非，它依然苍翠、遒劲，以不变应万变。村落在它的庇佑下，焕发着勃勃的生机。

完美｜莲

　　有记者去北京万荷塘采访黄永玉，快结束时，黄老推开自家院子的后门，哗，好一派"十万狂花入梦寐"，万荷塘里荷开正盛，人人惊羡不已！——读到这样的描述，我却微微一哂，小时候在农村，谁家没有一两片种满莲藕的池塘呢？黄老曾说儿时最爱外婆家城门外的那片荷塘，每每调皮惹外婆生气时就会把一只阔大的脚盆滚下池塘，自己躲在里面。从嗜好画荷到耗费巨资兴建万荷塘，大概就是这个可爱的老头儿，在心里一直不能放下的一个念想吧。

　　儿时，我们家的荷塘在院墙西。那里原本是一片空地，因家大口阔，父亲想，开一方池塘既能养鱼又能种莲，岂不是一举两得的好事，便率领我们全家老少日夜奋战，历时两月，终于挖出了一个两亩见方的大荷塘。

　　第二年夏天，肥硕的荷叶便撑满池塘，绿茵茵的，错落有致，像一片蓄满故事的绿色城堡。用荷叶做伞最有趣，找一支

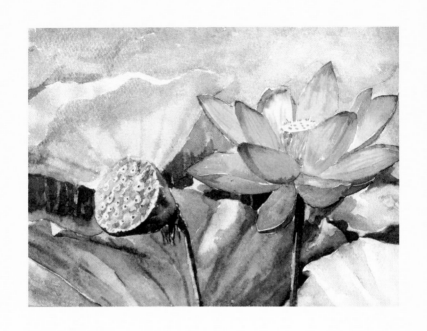

粗大的荷叶，伞把儿用柳树枝帮衬，伞叶用细篾片固定，伞面上粘上各色野花，运气好时再弄上一对展翅的蝶儿。这柄自制的"花洋伞"，遮阳又避雨，是乡村女孩不忍释手的宝贝。邻居家的小毛头最喜欢和别人恶作剧，那天他进池塘里洗澡时别人也逗他，偷偷地把他的衣服藏了起来。小毛头没办法，便拽了两片荷叶，遮住身体前后，做贼一样慌不择路地跑回家。后来便成为笑谈。

　　奶奶有时心情好，蒸馒头蒸肉时，也会让我去取两片荷叶做蒸衣，裹了蒸衣的肉和馒头便有了绿绿的荷叶香。偶尔来客人，母亲让我上街买猪头肉，也会吩咐带两片荷叶，把卤肉用荷叶包上再用细绳一缠，沉甸甸地提回家。现在想来，那是多么奢侈和华丽的包装。只是，没人用荷叶泡茶减肥，那时乡亲们好像都瘦瘦的，如挺挺的荷梗，不像现在的人都挺着一个大肚子。

荷花开了，整个夏天都靓丽起来。怎一个"美"字了得！爱美的我，总是会掐上几朵未曾绽放的花苞，插在好看点的空酒瓶里，静静地等待花开。有时，和小伙伴们一起，采下盛开的莲花，在粉红色的花瓣里装进心愿、装上露珠、放在水里，看谁的月亮船飘得最远。如果有谁在半开的花蕊里点上一支小蜡烛，那就是最奢侈、最令人羡慕的莲花灯了。漆黑的夜晚，这样美丽的莲灯不知道点亮了多少农家女孩子心中的梦。

莲蓬开始成熟了，鼓鼓囊囊的，是一个个绿色的胖娃娃，在清香的帐篷里跃跃欲试。靠池塘边儿长着的胖娃娃最可怜，常常还没熟透就会被我们摘掉，当作可口的零食。池塘中间的胖小子，不容易被人抓到，成熟后却大抵也是寂寞的，会惆怅满怀地慢慢变黑、变硬、变老，变成一兜顽固的石莲子。咬一口，硌牙。用石头砸开，石莲子中有绿色的芽，又苦又涩，被我们弃了一地。——我们不待见，父亲却很喜欢。他说："石莲子，补脾止泻，固肾安胎。莲子心，苦薏，清心，安神。"原来，石莲子是一味上好的中药呢。

想起一位叫莲的好友。那是上大学时，偶然参加一次诗人聚会。我的左手边是一位女诗人，皮肤皎洁，骨骼瘦小。自我介绍时她浅浅一笑："我的名字就一个字，莲，莲花的莲。"酒过三巡菜过五味，一群诗人开始天马行空，放浪不羁。不停地有人向莲敬酒，称呼却变了，变成阿莲、莲心、莲子等等。让我惊讶的是，别人喊一次，莲就站起来郑重其事地纠正："是莲，不是阿莲。"这样解释了无数次之后，终于没有人再为她改名字。

我开始对莲刮目相看。这么执着、认真的女孩子，少见。看她身着绿色长裙，安静，内敛。话不多，笑时特别好看，水灵灵的，真如一朵莲花开在碧水之上。很快，我们就成了无话不谈的好友。

莲给我看她油印的诗集。扉页便是一首《莲》："想做一株莲／一株完整的莲／有枝有叶／有丝有蔓／有老子的水／庄子的鱼／孔子的蛙鸣／还有／清清的月色／温柔如许／许我绽放／绽放／那一朵尘世最美的香菱。"问及写这首诗的缘由，莲有泪水慢慢滴落——家住洪湖，在莲花丛中长大，母亲是采莲女，父亲却是浪荡公子。小时父亲经常和母亲吵闹，一争吵莲就吓得躲到荷花湖边，很多次都有跳入湖中的冲动。幸好还有外婆。外婆常说，所有的莲都是并蒂莲，荷叶是男人，荷花是女人，有了荷叶和荷花，湖里的莲藕才会长得壮，这样的一家子才完整。可父亲最终还是走了，不知所终。自此，在内心，完整、完满、完美便是莲最深切的愿望。

毕业后的日子过得飞快。我是一个俗人，按部就班地上班、结婚、生子、喝莲藕排骨汤。日子过着过着就成了白话文。做医生，在患者日复一日的疼痛、呻吟中，神经似乎已变得麻木，迟钝。记不清有多久没去看莲、听蛙鸣。幸好不断有莲的消息传来。她考研、辞职、离婚、出国读博，偶尔还会给我发来一首即兴的小诗。我说她成了浮萍，她说不对，她的根一直在洪湖，在深深的泥土之中。

那是一个阳光充沛的下午，三岁的女儿刚会翻书。她自己垫上一个小板凳，爬上去，在书柜里乱翻。一封信被打开，几粒圆溜溜的小豆豆滚落下来。女儿高兴地拿来献宝。我告诉女儿，这是莲子，是种在水里可以开花结果的莲子。这几粒灰不溜秋的石莲子，是莲有一次在信中专门为我寄来的。那时莲正在热恋中，心情很好。她在信中说莲子是最美的城堡，可以驻守人世间最坚固的爱情。

莲子的确是坚如磐石，可贮藏千年。可莲的爱情却没有这么坚固。我突然想试一试，把这几颗莲子种下，看它还会不会生根发芽。找来两口婆婆腌菜用过的土陶缸，放进泥和清水，再把石莲子轻轻地剪一个小口，埋进去，耐心地等。我一边等一边想念着莲，洪湖的一朵莲漂在异国该有多么孤单。

终于又等来莲的消息。莲凭着执着与努力竟然在加拿大考上了公务员，已婚，新郎为加籍华裔人士，家在郊外，独门独院的小木楼，家中的游泳池在她的坚持下被改成了荷塘，种莲养鱼。看她发来的图片，荷叶又薄又小，几朵刚开的白色小莲花，轻盈瘦弱，一阵风都能吹走的模样。想起白居易《感白莲花》"初来苦憔悴，久乃芳氛氲"。在加拿大能把荷花种成这样已是奇迹。

在中药房里看莲发来的新诗："亲爱的，我们在一朵莲上相爱／亲吻／耐心／容忍／慢慢修行／从此／不畏尘世的凉薄／……"看得兴起，不禁拿起画笔，就着红色的抽屉面画上一朵莲，一朵正慢慢绽放的妩媚的莲花。这个中药屉子里依次住着荷叶、莲房、莲蕊、莲薏、莲实、藕节。无论在哪里，她们都是亲密无间，相亲相爱的一家人。

终于，种在土陶缸里的莲子生出了细细的芽。虽然它们和加拿大的小白莲一样，永远也不可能长成像"万荷塘"、像我家乡下荷塘那样的葱郁茂盛、多姿多彩，可它的轻盈、它的灵动、它的"小荷才露尖尖角"，在我的眼里，却是那样的美。我相信，一粒莲子、一株莲，无论在哪里，只要它能发芽、开花，都将是世上最完美的植物。

王孙 | 黄芪

　　草本植物里，黄芪的身姿实在特别，看一眼再不会忘记。

　　五六月，在华北、东北、西北、内蒙古的山坡处处可见。高大的草本，近两米的身材，既不魁梧也不臃肿。棕黄色的主枝直立向上，丰硕秀美。小小的叶片排队一样整齐地站在细细的枝条上，叶片两面有白色细细的绒毛，像羽毛一样飘逸。金黄色的花骨朵一串串挂在叶子旁边，花瓣大而低垂，像古代王孙公子金色的环珮。微风吹来，看它羽臂轻摇，环珮摆动，俨然一位风度翩翩、倜傥风流的贵族公子正缓缓从原野上走来。

　　黄芪的根更是特别。一年一年，深深扎入泥土，无限伸展，盘根错节，三年竟可达二米多长。晾干、切开，黄芪片像一朵朵盛开的黄色菊花的花心，全是甘甜怡人的笑容。

　　因为色黄，因为个高，李时珍在《本草纲目》中说："耆，长也，黄耆色黄，为补药之长，故名。今俗通做黄芪。"因为黄色是皇族的象征，有着二千多年历史的黄芪，古代也称作黄者，王孙。

关于黄芪的来历，民间有个古老的传说。相传有一位善良的老中医，姓戴名糁，善针灸，为人厚道，待人谦和，一生乐于助人，后因救坠崖儿童牺牲。老人形瘦，面色淡黄，人谓之"黄耆"，以示尊敬，意为面黄肌瘦的老者。老人去世后，人们为纪念他，便将其墓旁生长的一种草药起名为"黄芪"。

夏天，是用黄芪最多的季节。

俗话说："立夏开始喝姜茶，三伏就喝黄芪粥。""常喝黄芪粥，人老病无忧。"黄芪甘温纯阳，益气固表，无汗能发，有汗能止，为夏季补中气之良药。有一次在电视上看到一位百岁老人现身说法，长寿秘诀就是几十年如一日每天早上喝黄芪黑米黑豆粥。

在历史上，关于黄芪的典故和传说更是数不胜数。

当年苏轼大病初愈，三十九岁谪居密州，常喝黄芪粥，写下千古名篇咏黄芪。当时他只因"斋居卧病禁烟前，辜负名花已一年"，故用"黄芪煮粥荐春盘"。黄芪粥成了他病后补养虚弱身体强有力的支柱。

白居易也把黄芪当作必不可少的日常食物之一，作诗曰："香火多相对，荤腥久不尝。黄芪数匙粥，赤箭一瓯汤。"

王维在送别友人时依依难舍，不禁潸然泪下，叹道："春草明年绿，王孙归不归？"

胡适先生的一生，也和黄芪结下了不解之缘。1920年秋天，胡适因患消渴症，吃了不少西药都不见好转，幸得名医陆仲安先生诊看，以黄芪为主药医好了他的病。时隔不久，胡适先生友人马幼渔的弟弟患水肿，肿到肚腹以上，两眼都不能睁开，众医束手。陆仲安先生又重用黄芪等药，治好了水肿。中年以后，胡适渐感身体疲惫，力不从心，便常用黄芪红枣泡水饮用，特别是在讲课之前，总要先呷几口黄芪水，以致精力倍增，讲起话来声如洪钟。胡适把这个诀窍告诉了朋友，也使他们受益匪浅。

最受黄芪之益的当属柳太后。据《旧唐书·方技传》记，当年柳太后突然中风，因为口噤不能服药，新蔡王心急如焚，请诸多名医均不能奏效。精通医药的许胤宗另辟蹊径，提出用热汤熏蒸法为太后治病。于是用黄芪、防风两味药煮汤数十斛，放到柳太后的床下，药气弥漫，水雾缭绕，柳太后当天晚上就能说话。后经过一段时间调理，太后便康复如前。

纤长瘦弱的黄芪，竟有如此功效，实属奇迹。大家都知道人参是补气良药，可为什么柳太后中风不用人参而用黄芪呢？这是因为人参偏于大补元气，常用于虚脱休克等急症。而柳太后是因年老体弱，气血失调而致。黄芪以补虚为主，最适合用于体质虚弱、易疲劳、倦怠乏力、不想说话、言语无力、虚汗多、大病或手术后的患者。

初乳色的黄芪，质地温和，貌不惊人，却体贴入微，把一身的阳气，一身的正能量，慢慢悠悠，绵绵不绝地渗入人体的每一个细胞，每一根毛细血管，每一寸骨骼之中。韧劲十足的甘糯气息，在"润物细无声"中缓缓地推动气血流动，使肌肤润泽，五脏六腑也随之苏醒。无力低微的生命由此振奋，精神焕发。

药食同源，黄芪其实是慢性子，须多服久服方能见效。有一个比喻说，刘、关、张桃园三结义，人参就像关羽和张飞，红参是张飞，生晒参是关羽，而黄芪则是刘备。刘备当年依附刘表以待天时，在不明之境韬光养晦，看似绵弱无力，实则厚积薄发。黄芪本是皇亲国戚、王孙贵族，只因生不逢时，地处寒凉，但他于乡野之中却依然保持宅心仁厚，不仅没有自暴自弃，反而集天地之阳气于一身，成医家圣药，疾患克星。

正所谓："情何脆弱梦何痴，做好人胜吟好诗。一缕东风杏林雨，仁心点滴即黄芪。"

桔梗

幸福再度降临

那天下雨，病人很少。快下班时来了一位患者，医院附近工地上的农民工。矮小但结实，黑黑的脸，稀黄的眉毛下一双大眼睛。他说嗓子疼，想开点中药泡茶，很重的河南腔。

王天柱、男、四十、河南邓县。他说我写。他瞪着处方看，眼睛很大，眼白多，眼仁少，还有点浑浊。他这样看，让我怀疑是不是把他的名字写错了。习惯性的写上玄参、麦冬、甘草、桔梗各十克，泡茶服用。这是经典的玄麦甘桔汤，养阴润肺利咽喉。把处方开完，我抬起头，看了他一眼。不是王天柱，应该是王大眼，一双眼睛简直占了脸的二分之一。

见我看他，他羞涩地笑了笑说："我不识字，没上过学。你能告诉我开的是什么药吗？"我挨着顺序念了一遍。他很高兴，脸红红地说："有桔梗就好，我就想喝这一味。"

"以前喝过吗？"我问。

"喝过，还吃过呢，在我们那儿叫包袱草，它是我的福星。"他很兴奋的样子，大眼睛开始发亮。

"福星？"我有点诧异。

"是的，福星，你要是有兴趣，我给你讲讲。"他用浓重的方言急切地说。"不会耽误你们很多时间的。"他又补充道。

看他目光炯炯的样子，和我一起值班的小陈也来了兴趣，说就让他讲讲吧，反正现在也没病人。

他开始讲，可能是怕口音重我们听不懂，故意放慢了速度。

"十年前，家里太穷，我在一个深山的煤矿里打工，那种私人老板开发的小煤窑。你们知道的，小煤窑，塌方、冒顶、出水、瓦斯爆炸，不是出这事就是出那事，按住了葫芦瓢起来。每天去下窑都不知道还能不能上来。可家里穷，小煤窑有一个好处，就是工资高，一天一结账，不打白条不拖欠。提心吊胆地挖了半年煤，还好，虽然也发生过小的意外，但没有生命危险。"

"到了秋天，中午，太阳懒洋洋的。吃了三大碗白菜汤泡饭后开始下煤窑。也是我运气好，临下煤窑时上了个厕所，排在最后面。我前脚刚下到窑底，后脚还在悬空，就听到里面轰的一声，还有工友在喊：'快跑！'我脑袋里也轰的一声，下意识地转身就往上爬。马不停蹄地爬上来后也不敢歇脚，又跑，一直跑出几百米地才停下。顿时就瘫软在地。煤窑那边浓烟滚滚。我简直不敢相信自己还活着，随手拔起地上的草就往嘴巴里塞。苦苦的，涩涩的，有感觉！我竟然真的还活着！"

"那一次瓦斯爆炸事故二十七名工友遇难。平静后，我才

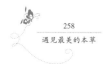

发现自己瘫坐在一片紫色的包袱花中央，嘴巴里塞进去的也正是包袱花。平时天天见包袱花不觉得，可那时看到紫色的包袱花，好亲切，好灿烂啊，真是世界上最美的花。我激动地在地上打起滚来，泪流满面。"

活着真是太美好啦，哪怕只是一株小草，渺小而卑微。

"可能是死里逃生后第一眼看到，从那以后，我就觉得包袱花是神花，是我的福星。"王天柱最后说道。黑黑的脸因为激动变得黑里透红，紫李子一样。幸好还有大眼睛，带点湿润，亮晶晶的，让紫李子生动了不少。

"真是重生的幸福。"我和小陈异口同声。

真要感谢王天柱，嘶哑着嗓子还给我们讲的这么动情。冥冥之中，一个人与某一种植物也许真有一种特殊的关联，它会在人生某一个重要时刻给你欢喜，给你解除病痛，给你重生的幸福和喜悦。从那以后，劫后余生的王天柱再也不愿意去给没有生命保障的小煤窑打工。

是的，包袱草就是中药里的桔梗。包袱花就是桔梗花，又叫僧帽花、道拉基。桔梗是它的根。

桔梗花，我见过，八月初开，紫色的小花漫山遍野。花开时特别美，浓浓的紫，清寂、梦幻、深情。最有趣的是花骨朵，见一次就不会忘，像个小包袱，有棱有角，鼓得满满的，如张开的风帆。有人说这个花骨朵更像小僧帽。的确，是很像，和僧冠帽简直一模一样。可是这样可爱漂亮的小僧帽，大概只适合给汪曾祺《受戒》里明海那样心思明净的小和尚戴吧？

第五辑　不染尘

桔梗是贫民的女儿，生长在寂寞荒芜的山岭。朝鲜族人特别喜爱，亲切地叫它"道拉基"，喊小闺女一样。"道拉基，道拉基，白白的道拉基长满山野。只要采上一两棵哟，就可以装满我的小菜筐哟，哎嘿哎嘿哎嘿哟，你呀，叫我多难过，因为你长的地方叫我太难挖……"这是朝鲜民歌《桔梗谣》。朝鲜女孩子采桔梗，边采边唱。桔梗花好认，桔梗却难采，因为如野草一样细小的花和叶，却长着又直又长的根，得用铲、用纤细的手，深深地挖，仔细地采，女孩子的指甲劈了，手背皴了，才换得桔梗装满筐。秋风里采桔梗，越采越伤悲。道拉基，道拉基，又冷又饿的女孩子们快快回家吧。道拉基，道拉基，是清寂的桔梗花在静谧的幽光里低回吟唱吧！

朋友去韩国给我带回一大包泡菜，包装袋上写着"让幸福再度降临"。打开一看，原来就是桔梗，白白嫩嫩，整齐漂亮，入口，酸、爽、甜、脆，一缕淡淡的清香，配上小米粥，还真有一种欲语还休的幸福味道呢！一问，原来桔梗花的花语就是"让幸福再度降临"。

素淡寂静，可蔬可药，在家常的饮食里也有百味芬芳，直抵人间烟火的幸福味道。我想，这才是真正的桔梗。

时珍曰：桔梗，当以苦、辛、平为是，此草之根结实而梗直，故名。这也是它的心性和个性吧！紫色的小花儿，不为红袖添香，不为附庸风雅，只为在秋天的凉风里，献出一钵晶莹似雪洁白如玉的梗茎，慰人间冷暖，释生命疾苦。

在琐碎的光阴里，有多少生命都和桔梗一样，不言不语，

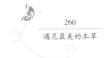

遇见最美的本草

不卑不亢，不怨天不尤人，在贫瘠的土地上默默奉献。

　　猛然又想起了王天柱，他一定不知道包袱花的花语——"让幸福再度降临"，可是，经历了那场死里逃生的劫难，他会比谁都更多一份对生命、对幸福的珍惜。既然命运让他邂逅了桔梗花，桔梗花一定会给他带来"幸福再度降临"的好运。很久没见他到医院来过，什么时候碰见了，一定要告诉他桔梗花的花语，和桔梗花给他的祝福。

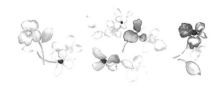

后记

　　与本草结缘纯属喜爱。由于职业的关系，在一次次见证了中草药独特的疗效后，我渐渐地对这些草本植物产生了知己般地欣赏与情愫。

　　很幸运，我出生在一个中医家族。从小我就能分辨许多中草药，会搓大小一致的蜜丸，会摊厚薄均匀的膏药。父亲爱侍弄花花草草，我常常跟在后面，春暖带云锄芍药，秋高和露种芙蓉。耳濡目染，心生欢喜。长大后很自然地就选择做了医生，自愿走上了与本草为伴的人生之旅。

　　为了寻找甘草，我曾孤身一人跑到甘肃河西走廊的沙漠戈壁；为了亲睹金钗石斛的芳容，我曾爬上神农架的悬崖峭壁。当然，更多的时候，我还是待在家里，在花盆，在阳台，在后花园里种上我所能找到的本草植物们。我常常呼唤着它们的名字，耐心地看着它们发芽、开花、结籽；安静地听着它们的心跳、呼吸、歌唱；欣喜地嗅着它们不同的气味和芬芳。

　　相处日久，我忽然发现，本草不仅可以治病救人，其实也是可以医心的良药。万物皆有灵性，本草也是。寒、热、温、凉、辛、甘、酸、苦、咸……各有各的味道，各有各的秉性，各有各的气质，各有各的价值，仿佛芸芸众生，在红尘里演绎着各自的人生。然而，本草的人生却是独特的。它们远比人类更真诚，更率性，更勇敢，更执着，更灵动，也更有诗意。它们不言不语，不争名利，不争宠爱，不声不响地保持着内心的恬淡、安然与和谐，无欲无求、矢志不移地在朝着生命既定的方向行走。随手摘取一粒小小的种子，一朵风干的小花，一片飘零的叶子，哪怕是一节不起眼的根茎，都有它意想不到的神奇和美丽。失意的时候我走近独活，焦虑的时候我走近菊花，骄傲的时候我走近菖蒲……走得越近，我的心灵就会越来越安静、恬淡、清澈、美好。浑然不觉中已与其互通互融，成为朋友和知己。

因为爱，我拿起笔，开始在处方之外，记录下关于它们的点点滴滴。有时候觉得仿佛不是自己在书写它们，而是它们在冥冥之中带着我，指引着我去寻找更美丽更广阔的远方。因为视为知己，我常常会有一种错觉，自己也是一株行走在红尘中的本草。而今，我把我的朋友们一一请到这个集子里，来讲述它们的传奇故事、喜怒哀乐和悲欢离合。我相信，如果你有缘打开这本书，只需一个眼神或者一个微笑，它们便会携了真诚与善意即刻出发，走进你的故事，你的人生，与你一起，共同发现生命的色彩与芬芳，共同体悟生命的滋味与意义。

同样幸运的是，在我的写作过程中，遇到了许多良师益友，这就是我所敬重的凡夫、程乐君、吴皓、牛宪纲、谢伦、周解民、陈力娇、周建春、曾兆彬、吕先觉、汪光房……诸位老师。他们为我带来关于本草的书籍和信息，尽心尽力地指导我的写作，不厌其烦一遍遍地为我校对。正是有了他们的支持与鼓励，才有了这本书的尘埃落定。

感谢我的朋友水彩画家孙莉群。她的画笔如此出色，让我的文章几乎要沦为她插图的说明。毫无疑问，她也是这本书的作者之一。

感谢这本书的编辑马勤。感谢她从庞大的网络世界里把我搜索出来。她对篇目及名字的取舍提出了中肯的意见，她的创意使这本书呈现的效果超出了我的想象。这是一次很愉快的合作。

感谢生命中的偶然与必然，感谢尘世中的大爱与真爱。